摂食障害の心身医療

監修：筒井 末春
東邦大学名誉教授

著者

中野 弘一
東邦大学心療内科教授

株式会社 新興医学出版社

序　文

　摂食障害は心身症として取り扱う代表的疾患の1つとして知られていて，思春期心身症の代表とされている。

　取り扱う領域は小児科，婦人科，内科，心療内科，精神科にわたり，専門医が少ないこともあって不的確に扱われている場合が少なくない。

　今回，摂食障害を心身医学の領域からながめ，著者の豊富な経験例を中心とした治療の実践版ともいえる中味の濃い書物が誕生した。

　著者である中野教授は東邦大学心療内科において長年，摂食障害の症例に真向から取り組み，本邦における摂食障害の数少ない専門医の1人として活躍されている。

　本書により，1つ1つの症例から摂食障害のとり扱い方の多様性を学ぶことができよう。

　今日，やせを風潮する社会的側面もあり，若い女性にみられやすい摂食障害は今後も増加の傾向を示すものと思われる。

　健康の意義や重要性を再認識するうえでも，また摂食障害のあらわすさまざまな臨床的特徴を整理するうえでも，さらに思春期の健康教育の啓蒙のうえにも本書が役立つことを願っている。

　改めて極めて多忙ななかで，中野教授が過去のレポートを集大成し充実した内容を有する刊行物を出版されたことに，深く敬意を表する次第である。

　本書で語られる内容が広く摂食障害にかかわる医療サイドはもとより，コメディカルを含め学校サイド，家庭サイドを含めた関連領域にも咀しゃくされて浸透することを願って止まない。

平成13年6月

東邦大学名誉教授
筒 井 末 春

目　次

I．出発点としての神経性食欲不振症の概略的理解 ……………1
1. 神経性食欲不振症とは ………………………………………1
2. 診断基準の歴史 ………………………………………………2
3. DSM-Ⅳによる概念と分類 …………………………………3
4. ダイエットと健康食品 ………………………………………4
5. 神経性食欲不振症の標準的経過 ……………………………6
6. 症状発現の生物学的メカニズム ……………………………7
7. 摂食異常という症状のひろがり ……………………………8
8. 神経性食欲不振症の代表的な症候の理解 …………………10

II．外来の受診の実態 ……………………………………………12
1. 適応障害との比較 ……………………………………………12
2. 非受療者の実態 ………………………………………………15
3. 外来診療で思うこと …………………………………………17
4. 神経性食欲不振症の初期来院の様子 ………………………18
5. 初期対応の具体的提案 ………………………………………19
6. 『巨食症の明けない夜明け』を材料に ……………………21

III．やせと肥満の症例 ……………………………………………26
1. 体重に関する診断基準 ………………………………………26
2. 難治例の体重変動 ……………………………………………30
3. 強迫神経症の合併 ……………………………………………33
4. 体重減少を伴う適応障害 ……………………………………34
5. 未熟な性格を基盤としたもの ………………………………34
6. 心気症状を主症状としたケース ……………………………35
7. 高齢発症の治療抵抗例 ………………………………………36
8. 小児肥満から発症に至ったケース …………………………37

   9．Binge Eating Disorder の概要 ································ 38
  10．Binge Eating ということ ······································ 38
  11．肥満だった症例の診断上の問題点 ····························· 39
  12．肥満児として治療を受けたケース ····························· 42

Ⅳ．神経性食欲不振症の身体合併症 ·································· 46
  1．神経性過食症の身体的合併症 ··································· 46
  2．吐血を繰り返す神経性食欲不振症の1例 ······················ 47
  3．後腹膜気腫の1例 ·· 50
  4．過食により死に至った例 ·· 50
  5．腎不全を合併した例 ··· 53
  6．逆流性食道炎の例 ·· 57

Ⅴ．器質的疾患が併存した摂食障害 ·································· 60
  1．脳腫瘍の併存例 ··· 60
  2．クッシング病の併存例 ·· 60
  3．原発性甲状腺機能低下症の合併例 ····························· 63

Ⅵ．特殊な摂食障害 ·· 68
  1．スポーツ選手における摂食障害 ································ 68
  2．ボクシングの減量を契機に発症した男性例 ················· 68
  3．男性の症例の特性 ·· 70
  4．妊娠と摂食障害 ··· 72

Ⅶ．身体面からの治療 ·· 76
  1．治療法の位置づけ ·· 76
  2．神経性食欲不振症の薬物療法の位置づけ ···················· 76
  3．抗てんかん薬が奏効した1例 ·································· 78
  4．摂食障害の脳波異常と抗てんかん薬 ·························· 79
  5．SSRIを用いての集計的検討 ··································· 80
  6．治療開始にSSRIを利用した症例 ····························· 81

7. うつと摂食障害……………………………………………83
   8. 食行動異常を呈した青年期デプレッションの1症例……84
   9. 栄養補給の方法……………………………………………86

Ⅷ. **心理的アプローチ**……………………………………………91
   1. 信号と象徴の原理…………………………………………91
   2. 一見治りにくそうな患者…………………………………95
   3. 予後予測の心理的分析……………………………………97
   4. ソーシャルサポートの重要性……………………………98
   5. 家族への接近………………………………………………99
   6. 母親の治療参加について…………………………………102
   7. 父親像について……………………………………………103
   8. 心療内科での集団自律訓練法……………………………106

I．出発点としての神経性食欲不振症の概略的病態理解

1．神経性食欲不振症とは

　神経性食欲不振症は，原因となる器質的ならびに特定の精神的疾患がないにもかかわらず，多くは厳しすぎるダイエットのため，著しいやせと無月経が長期に続く，若い女性に好発する代表的な心身症である[1]。

　本症の中核的症状は，食欲不振というよりは，肥満嫌悪ややせ願望のための自発的な節食または拒食である。そのほかの食行動に関する症状には，不食のほか盗み食い，隠れ食い，過食，自己誘発性の嘔吐，下剤・利尿剤の乱用によりやせようとするなどの症状が認められる。最近では，過食や自己誘発性の嘔吐を主症状とする過食タイプのものも多い（排出型）。

　やせの程度は30kg台が多いが，時に体重が20kg台まで減少することもある。治療が命のやりとりになる病態である。治療期間は年単位を要する慢性の病態を呈するものが少なからず認められる。

　発症は思春期から青春期の女性に集中しているが，心理的にはしばしば成熟拒否や女性性の拒否と理解されるものの存在が以前から指摘されており，また幼児期のお母さんとのおっぱいや食を通しての関係（早期母子関係）に問題を有するものが多く，母は過干渉で父は無関心という両親像が多いとされた。しかし最近の調査では，これらの歴史的に指摘されている心理特性や両親像が認められるのは半数以下であることも分かってきている。遷延例では40歳，50歳代の症例や，まれに男性例も存在する。男女比は1：20とされ，ほとんどが女性である[2]。

　そのほか症状としては，低体重，低血圧，徐脈，体毛が濃くなり，うぶ毛が密生し時に浮腫がみられ，女性では無月経は必発である。学校の健康診断で徐脈のために紹介来院する場合もある。死亡する場合もあり，死亡は自殺を除いて9％と報告されている重篤な疾患である。

　診断は種々の基準が述べられており，本邦では疫学統計のための厚生省の基準が広く用いられていた。現在はアメリカ精神医学会（DSM-Ⅳ）の基準[3]が

最も広く用いられている。診断のポイントはやせ願望，肥満嫌悪，ボディーイメージの障害，無月経である。ここでの記述は歴史的に正しいとされ成書に記載のある理解である。この理解を出発点として個別の病態のバリエーションを整理していきたい。

2. 診断基準の歴史

神経性食欲不振症は古くは，GullやLasegueらの記載[31]が知られているが診断の基準は示されていない。その後，1963年にKing[32]，1965年にBruch[33]らにより診断基準の設定が試みられるようになった。現在では欧米で普及したFeighner（1972）[34]，DSM-Ⅲ（1980）[35]，DSM-Ⅳ（1992）[6]などの操作的診断基準が広く用いられている。我が国でも同様の操作的診断基準として厚生省特定疾患・神経性食思不振症調査研究班の診断基準[36]が広く使われていたが，現在はDSM-Ⅳが多く用いられている。しかし，野上[37]らも指摘しているように操作的診断基準であるために，たとえ診断基準が神経性食欲不振症の特徴を明らかに備えていても，この基準に必ずしも合致しない亜型の症例も少なからず存在する。

表1 神経性食欲不振症の診断基準（DSM-Ⅳ）

A. 年齢と身長に対する正常体重の最低限，またはそれ以上を維持することの拒否（例：期待される体重の85%以下の体重が続くような体重減少；または成長期間中に期待される体重増加がなく，期待される体重の85%以下になる）。
B. 体重が不足している場合でも，体重が増えること，または肥満することに対する強い恐怖。
C. 自分の体の重さまたは体型を感じる感じ方の障害；自己評価に対する体重や体型の過剰な影響，または現在の低体重の重大さの否認。
D. 初潮後の女性の場合は，無月経。つまり，月経周期が連続して少なくとも3回欠如する（エストロゲンなどのホルモン投与後にのみ月経が起きている場合，その女性は無月経とみなされる）。

3. DSM-Ⅳによる概念と分類

摂食障害は，DSM-Ⅳでは Anorexia Nervosa, Bulimia Nervosa, Eating Disorder Not Otherwise Specified（特定不能の摂食障害）の3つに分類する（表2）[6]。さらに研究用としてまだ確立していない Binge-Eating Disorders も示している。

Anorexia Nervosa とは，最低限の正常体重を維持することを拒否し，体重の増加を強く恐れ，自己の身体の形や大きさの認知に重大な障害を呈する疾患である。初潮後の女性の場合は，無月経が必発である。日本語では神経性食欲不振症や神経性無食欲症と記されているが，いずれも食欲の低下はまれであるので，すべて誤称である。

病気の本態としてむちゃ喰いや排出行動の有無によって病型を2つに分ける。

Bulimia Nervosa はむちゃ喰いと，体重増加を防ぐための不適切な代償行動を繰り返すことを特徴とする。さらに，自己評価は，体型と体重の影響を過度に受けていて，むちゃ喰いと不適切な代償行動が，少なくとも3カ月間にわたって平均週2回起こっていなければならない。また，Anorexia Nervosa のエピソードの期間中に起こるものであってはならない。そして自己誘発性嘔吐や下剤，利尿剤による排出の有無によって病型を分ける（DSM-Ⅳ）。

特定不能の摂食障害とは Anorexia Nervosa と Bulimia Nervosa の基準を満た

表2　DSM-Ⅳによる摂食障害の分類

1. Anorexia Nervosa
    Restricting type
    Binge eating/purging type
2. Bulimia Nervosa
    Purging type
    non purging type
3. Eating Disorder not otherwise specified
   （研究用基準Binge－Eating Disorders）

さないもののことで，次のようなタイプのものを含めるとしている。

(1) 女性の場合，定期的に月経があること以外はAnorexia Nervosaの基準をすべて満たしている。

(2) 著しい体重減少にもかかわらず，現在の体重が正常範囲内にあること以外は，Anorexia Nervosaの基準をすべて満たしている。

(3) むちゃ喰いと不適切な代償行為の頻度が週2回未満である，またはその持続期間が3ヵ月未満であるということ以外は，Bulimia Nervosaの基準をすべて満たしている。

(4) 正常体重の人が，少量の食事をとった後に不適切な代償行動を定期的に用いる（例：クッキーを2枚食べた後の自己誘発性嘔吐）。

(5) 大量の食事を噛んで吐き出すということを繰り返すが，呑み込むことはしない。

(6) Binge-Eating Disorders：Binge-eatingのエピソードを繰り返すが，Bulimia Nervosaに特徴的な不適切な代償行動の定期的な使用はない。

4. ダイエットと健康食品

ダイエットは今大流行である。テレビでの娯楽番組で活躍しているタレントたち，舞台でおどるバレリーナたち，陸上や体操の競技会で活躍するスポーツ選手たちは必ずスマートである。また婦人雑誌でかっこよく婦人服をきこなしているモデルたちも必ず背が高くてかっこいい。このような社会的風潮などの文化的要因はダイエットを助長する無視できないものであることも指摘されている[7]。さらに，Garnerら[8]は月刊プレーボーイ誌のグラビアやミスアメリカのバストやヒップに関する調査を行い，減少しつづけているとする学術論文もある。このような視覚情報の中におかれ，自分はとみれば，多くの人は中肉中背のずんぐりむっくりした日本人体形である。この条件下で考えてみればダイエットを指向しない方が不思議に思えてくる。

ここでダイエットを論ずる上で青年期と中年期とではダイエットの背景の違いを認識することが必要である。青年期の心理特性の一つは投影という防衛であり，「〜みたいになりたい」という同一化欲求が出現する。したがって手近な所でタレント，スポーツ選手とスタイルを同一化するためにダイエットする。

しかし中年期になると出産後などの生理的要因やライフスタイルの変化など社会的要因などから肥満傾向を示すものも多くなり，高血圧症や糖尿病などの成人病予防のためダイエットする。青年期のダイエットはほどほどにしてもらえば一過性の通過儀礼であるが，中年期のダイエットは疾病予防の食事療法として合目的治療行為である。しかし通過儀礼も遷延すれば摂食障害へと発展していく。

一方最近の食生活をみると，ファーストフードとレトルトパックが成長を続けているように，与えられる食事になれてしまっている。したがってダイエットもトータルなカロリーを計算して自分で工夫し実行するよりもレディーメードの利用の方が容易なので市販品が多く用いられていく傾向が強くなり，ダイエット食品の需要が高まる。

すなわち神経性食欲不振症の予備群が多く存在し，本来は健康を増進させるための低カロリー食品がダイエットの道具として使用されている現状は変革を必要とする。

さらに健康についても同様で，健康増進についても，レディーメイドの健康食品，パッケージされた運動プログラムなどが多く利用されていく。

最近リラックスする音楽も多く市販され，パッケージされているが，自分のその時の気持ちに合ったものを自分自身で選択すればよいわけで，現在の状況はいたれり尽くせりである。

健康食品やパッケージプログラムを重宝がるこの風潮は，「自らの身体は自らで守る」という原則からみれば良い方向とは言えないと筆者は考える。しかし何もしなかったり，不摂生をくり返すよりはよい対応かもしれない。

1）摂食障害の食事

摂食障害は大きく全々食事をしなくなる不食型と，むちゃ食いをする過食型に分けて考えられている。しかし一人の患者の経過の中で，不食の時期から過食の時期への転換することもあり，厳密に2つを分けることはできない。

では摂食障害患者の過食型の食事とはどのようなものであろうか，高木の総説[9]の中の，神経性過食症の症状の項に地方から上京している22歳の過食症の女子大生の日記が紹介されている。

「……学校で皆と楽しく話していても，部屋に戻ると食べ続けちゃう。どこ

かに遊びに出ようとしても，マクドナルドや喫茶店に次々に入ってしまうし，今朝も食事を抜こうと思ったけど抜かず，一度食べだすと今まで1時間半，クッキー1個とコーヒー3杯，アイスクリーム2個，シュークリームとモンブランを食べました。買いに行かずにはいられません。むさぼるようにたべまくっては吐き続けるため，トイレとの往復です。昨日も学校の帰りにアイスクリームを食べ，夕食後ははっさく5個とビスケット1箱とプリンとコーヒーゼリーを食べました。甘いもの，太るものばかりです。頭の中は食べることで一杯です。

　ここに紹介されている女子学生もそうですが，1人住まいで誰にも知られずに過食を行っていることが大部分である。親しい友人や同居している家族でさえも知らないことが多く，Herzog[10]は「秘密の症候群 secretive syndrome」と命名している。

5. 神経性食欲不振症の標準的経過

　本症の標準的な経過をみるといくつかのステージに分けることができる[11]。
　第一のステージは体重が10〜20kgの減少をともなう不食期である。この時期はほとんど食品はとらないか，自らの意志でダイエットしているわけで食事に対する欲求は強い，したがって低カロリーの食品を多く摂取する。食品の種類としては海草類や生野菜が多く選ばれる。最近，パッケージ型のいわゆる健康食品の出現によりこの時期，低カロリーでしかも満腹感が作られるように設計された商品のみを摂取し，食欲を満たしていく。
　第二ステージは体重の回復をともなう回復期である。家族のすすめにしたがって家庭内で行われることもあり，病院を受診し治療者の管理下で実行する場合もある。この時期は患者の食品への病的とらわれは解除されているので，規格化された食品は好まず，このバランスのとれた母親手作りのものや病院入院中の場合はバランスのとれた栄養士，調理師の合作である病院食をよい食品として受け入れ摂取していく。この時期ケースによるが，早く回復したい一心と生理的欲求の高まりから過食を呈する場合もある。
　第三ステージは体重回復後の安定した時期であるが，潜在したやせ願望は持続していることが多く，体重変動は大きくはないが，小さなダイエットをくり

返したりすることが多い，少なくとも太りすぎない工夫をしている。種々の肩こり，めまい，全身倦怠などの不定愁訴が多発する時期でもあり，健康を増進するための種々のいわゆる健康食品が多用される。この時期には願いをこめていわゆる健康食品が使用され，いわば信仰にも似たような気持があるのかもしれない。

このように順調な経過をたどるものも多いが，中には，第一のステージからぬけきれず延々と数年〜十数年続く場合もある。このような患者で問題になるものは便秘に対応する食品である。多く体重減少をともなった神経性食欲不振症患者では重症の便秘に悩まされている。またお腹の中にたまってしまったものを早く身体の外へ出したいという欲求も強く，便秘に対する対処には懸命である。医療機関を複数受診しながら医家向けの下剤を手にいれ使用しつづける患者もいれば，薬局で，月に数万円を投じながら大量の下剤を手に入れる患者もいる。

6. 症状発現の生物学的メカニズム

摂食行動の中枢性制御機構は現在では，1）視床下部，特に視床下部外側野（摂食中枢）および腹内側核（満腹中枢）：摂食行動およびそれに付随する制御系，2）前頭前野や扁桃核：認知一行動制御系，3）大脳基底核および運動野：運動調節系，4）脳幹，特に弧束核や迷走神経運動核：内臓機能調節系がそれぞれ互いに神経回路網を構成して摂食行動の制御に関与していると考えられている[12]。また神経性食欲不振症では脳内ノルアドレナリンやドパミンといったカテコラミン系の異常が病態形成に重要な役割を演じているものと考えられている。またこれらの系は種々の学習認知行動にも関与していることが知られており，ストレスあるいは自発性摂食抑制は脆弱性を内包する摂食・情動行動制御系の機能異常をひきおこし，本症の多様かつ特異的な病態を形成している可能性が示唆されている（図1）[13]。

しかし発症要因および素因は現在生物学的には推測はできても図表にあらわせるほどにはわかっていない。もしわかったとしてもすぐに有力な手段が見つかるということもなさそうである。これはあくまで推測である。

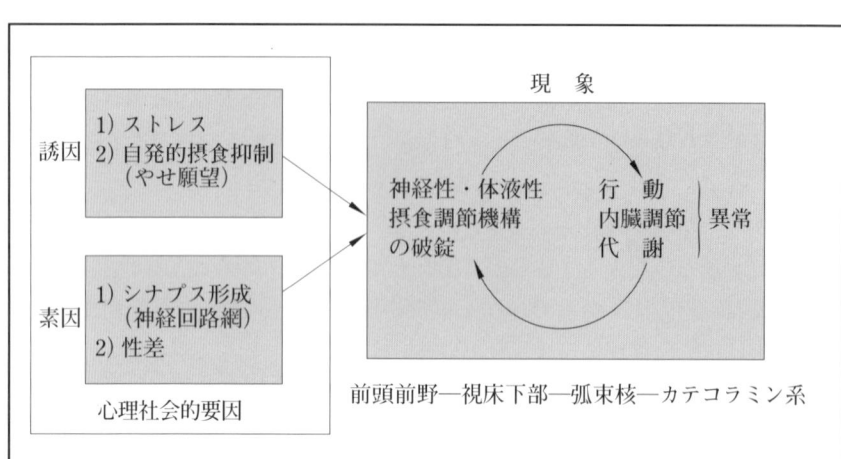

図1　神経性食欲不振症の病因・病態生理の考え方

7. 摂食異常という症状のひろがり

　神経性食欲不振症では多くの摂食異常症状が認められ，出現頻度が厚生省特定疾患神経性食思不振症調査研究班によって調査されている．これにより症状の広がりをみてみたい．

　全国調査の第一次集計[15]は732例について行われ，その内訳は狭義例440例，広義例190例であり，そのほかは診断不明例であった．頻度別にみると，節食が96％で最も多く，次いで食事時間の偏り（52％），大食（41％），嘔吐（41％），かくれ食い（35％），下剤乱用（24％），食品の貯蔵（22％），利尿剤乱用（5％）の順であった．また狭義例（中核群）と広義例（周辺群）を比較してみると，狭義例ではかくれ食いと食事時間の偏りが0.1％以下，節食と大食が1％以下，嘔吐が5％以下の危険率で，出現率が有意に高かった（表3）．

　さらに集計が進んだ1988年の報告[16]では1040例について行われ，節食型が692例，多食型が234例であり，その他診断不明例は114例であった．食行動の異常の出現頻度を節食型と多食型に分けて比較すると，節食（食思不振）が節食型で多いほか，多食，食品の貯蔵，盗み食い，かくれ食い，食事時間の偏

表3 神経性食欲不振症の食行動異常の出現頻度
（狭義例と広義例の比較）

症候	頻度（%）		
	狭義例	広義例	合計
節食（食思不振）	98**	93	96
大食	46**	33	41
食品の貯蔵	25*	16	22
盗み食い	21	15	19
かくれ食い	41***	24	35
食事時間の偏り	57***	42	52
嘔吐	44*	37	41
下剤乱用	27	18	24
利尿剤乱用	6	3	5

*p<0.05, **p<0.01, ***p<0.001

表4 神経性食欲不振症の食行動異常の出現頻度
（節食型と多食型の比較）

症候	頻度（%）		
	節食型	多食型	合計
節食（食思不振）	100	91	96
大食	30	100	47
食品の貯蔵	16	38	21
盗み食い	16	40	21
かくれ食い	28	69	38
食事時間の偏り	50	79	56
嘔吐	31	81	43
下剤乱用	19	39	24
利尿剤乱用	3	11	5

すべてp<0.001

り，嘔吐，下剤乱用，利尿剤の乱用など，すべての項目で，0.1％以下の危険率で，有意に多食型の方が出現率が高い．多食型の方がより dysorexia（摂食異常）の程度が著しいことが判明している現在でも症候は多様化が進むことはあれ，単一化することはないと思われる（表4）．

8. 神経性食欲不振症の代表的な症候の理解

本症は特異な食行動異常を呈するが，以下，代表的な症候について述べる。

1) 不 食

本症の食行動の主体は意図的な節食である。本症患者は食欲が欠如しているわけではなく，食べたいという欲求におそわれながらも節食を続けている。したがって多くの患者は食べ物のことが頭から離れなくなり，家族にお菓子や夕食をつくってあげたり，入院中であれば重症患者の食事を介助したりしてまぎらわす患者もいる。またダイエットとしているうちに「食べようとしても食べられない」状態へ移行し，さらにやせを強めていくことも少なくない[17]。この背景には食べ過ぎはいけないという社会の風潮などの文化的要因も無視できない[18]。イギリスではやせすぎのモデルは使われない方向でという申し合わせが行われたことが報道された。これだけが原因とは思えないが，やせをあおる社会は確かにリスクであると，治療にあたる筆者もつくづく感じている

2) 過 食

本症患者は節食を続け体重を減らす一方で，過食と嘔吐をくり返したり，周期的に気晴らし食い（binge eating）をおこし，その間過食をしたりする。しかし患者は初め自分の行動を周囲に秘密にすることも多いので，不食の症状ほど過食症状が周囲に気付かれないことも多い。夫が妻の症状に気づかないというケースもある。また少数ではあるが，過食後の体重をコントロールするため市販の下剤や利尿剤を大量に用いる患者も存在する[20]。

過食は拒食の後の本能的に必然的な行為である。

3) 嘔 吐

嘔吐は食物を摂取しつつ体重の増加をおさえる目的にかなったな方法である。したがって患者は体重コントロールにしばしば自己誘発性嘔吐を用いる。

初めは意図的な操作で行われるが，徐々に学習され習慣化する。多くの患者は右手の第2指の基節関節部に，はきだこを有する。過食後に嘔吐するタイプが最も多いが，過食せずに嘔吐のみをくり返す患者も存在する。体重減少を防ぐことができるため，満足感が得られるが，一方で嘔吐行為が罪悪感をともなう。この相反する2つの気持が同時に出現し患者を心理的に混乱させる。一部の患者にとっては過食嘔吐は嗜癖行為である。

4）下剤・利尿剤の乱用

　節食型では乱用はまれであるが，飲食物の制限のため腸管の活動性が低下し便秘となるため，しばしば常用量をこえる下剤を常用している。下剤の乱用は過食型の患者に多く認められ，過食後の排出と体重減少を目的に大量に使用される。また利尿剤も，体重をもっと減らすためや栄養障害にともなう必然的な浮腫出現を消失させるために使用し，過食型の患者では少数ではあるが乱用し続けるものもあり，バーター症候群ときわめて類似した病態を呈することもある（pseudo-Bartter symdrome）[21]。

II. 外来の受診の実態

　摂食障害の症状を持っている人のすべてが病院を訪れるわけではない。
　神経性食欲不振症は日本における推定患者数は5,000人程度の比較的まれな疾患[4]であるが, 神経性過食症はダイエットばやりの現代の風潮を反映して, アメリカでは女子大生の8～10％がこの病態を有していることが報告されている。本邦においても, 筆者ら[5]が行った約4,000人規模の女子大生の調査においては5.1％, つまり20人に1人という高率に摂食行動の障害が認められていることが判明している。
　多くは受診せずに時間を経ていると考えられている。ここではまず東邦大学を受診した患者の実態を検討してみる。
　東邦大学心療内科には年間2,000人程度の新患が来院し, 神経性食欲不振症や過食, 自己嘔吐を主にした神経性過食症を含めた摂食障害は, 年間に100人弱（約7.5％）の新患が来院した。つまり, 週に2～3人程度が来院していることになる。

1. 適応障害との比較

　受療行動をとったものの調査として, 摂食障害と診断された女子155例を対象とした。診断の内訳はBulimia Nervosa 71例, Anorexia Nervosa 48例, Atypital Eating Disorder 36例であった。
　また比較の対照として適応障害65例を設定した[22]。
受診者調査
　摂食障害患者の受診回数については6回以上受診しているものと5回以下のものを比較してみると, 摂食障害の方が6回以上受診しているものが少ない傾向を認めた（$p < 0.10$）。
　3ヵ月後の治療状況の比較を入院, 外来別にしての治療状況の比較では摂食障害は適応障害に比し入院加療が有意に多く認められた（$p < 0.05$）。
　摂食障害と適応障害の3ヵ月後の転帰を比較すると表5に示すようである。摂食障害は適応障害に比し, 不変のものが有意に多く認められた（$p < 0.05$）。

本邦の女子大学生の調査において諸外国の調査結果に比し頻度は少ないものの大学生で異常と判定されたものは5.1％にのぼる。受診継続については他の疾患においても中高年者に比し若年者は継続が難しいことが判明しているが，本疾患では年齢をマッチさせた適応障害群に比しても継続受診が少ない傾向を認めている。この理由としては，摂食障害群の多くをなす神経性過食症の転帰が良好でないことと寛解までに長期を要することが考えられる。Abrahamら[23]は43例の過食症について受診後14～72ヵ月までの予後調査で29～42％の治癒を認めたと報告している。またBrotmanら[24]は14例の神経性過食症の寛解までの平均治療期間は21ヵ月とし寛解が得にくいことを裏づけている。本報告においても3ヵ月後で著明に改善したものはわずか2％で，不変と判定されたものは56％と適応障害に比しても有意に多い。さらに入院というintensiveな治療方法をもってしても寛解が得にくいことは受療継続をはばみ，さらに受療行動自体を低下させる要素にもなっていることが予測された。

　次に来院した摂食障害216人について，外来受診の動向の検討を行った[25]。神経性食欲不振症と神経性過食症について受診に至る経過について比較すると，神経性食欲不振症では，周囲の人に勧められて受診した者が51例（77％）を占め，本人の意思で受診した者は15例（23％）と少なく，本人の意思でなく周囲の勧めで来院したものが多く認められた。

　一方，過食，嘔吐を主にした神経性過食症では，本人の意思で受診した者が53例（54％），周囲の勧めで来院した者46例（46％）と両者ほぼ半々であり，受診動機には有意な差を認めた（p＜0.001）。このことから，神経性食欲不振症と神経性過食症とでは受診に至る経過が異なることがわかる。

　次に，初診から3カ月の時点での神経性食欲不振症と神経性過食症との受療継続について比較してみると，神経性食欲不振症では継続加療している者が37例（69％），自己中断した者17例（31％）と，継続加療している者が多く

表5　摂食障害と適応障害の転帰の比較

	著明改善	軽快	不変	増悪	計
摂食障害	3 (2%)	42 (41%)	57 (56%)	0 (0%)	102
適応障害	9 (15%)	16 (39%)	15 (37%)	1 (2%)	41

認められた。一方、神経性過食症は、継続加療している者は34例（40％）であるのに対し、自己中断してしまった者は50例（60％）と有意に多く、ほかの疾患に対しても自己中断が多く認められた。神経性食欲不振症と神経性過食症は受療継続に有意に異なることも分かった（p＜0.001）。

以上の結果をまとめてみる。摂食障害を神経性食欲不振症と神経性過食症との2つのタイプに分けて受療行動をみてみると、神経性食欲不振症では、周囲の勧めで来院する者が多いものの自己中断する者は少ない傾向を示す。一方、神経性過食症では、自らの意志で来院する者が多いものの自己中断する者が多

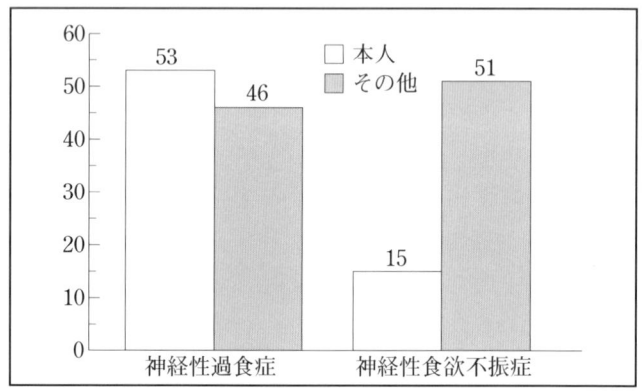

図2　神経性過食症と神経性食欲不振症の受診動機

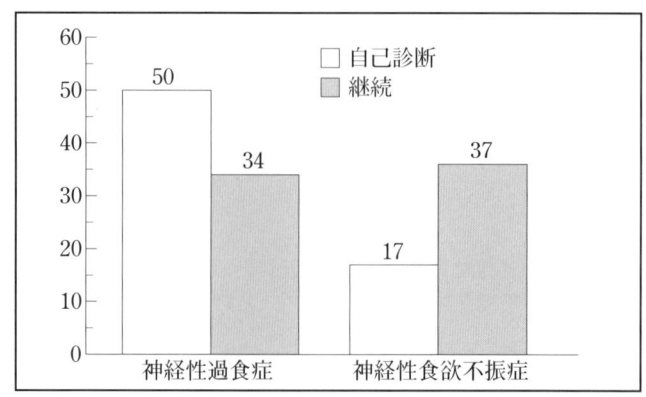

図3　神経性過食症と神経性食欲不振症の受療状況

い傾向を認める。このことから，拒食を主体にした病態には受療初期の受療抵抗を低くすることに主眼をおくことが必要であり，過食，嘔吐を主体にした病態では継続治療に主眼をおくことが大切であることがわかる。

入院期間と治療成績

　入院期間と症状寛解を比べてみると入院治療期間をみると在院日数25日以下の短期入院例が5例あり，入院60日以上を要した例が12例存在し，現在では長期に入院することはできなくなっているが，20年前は入院5カ月以上の長期入院を行った症例が3例存在していた。入院期間別に中核群と周辺群に分けて比較すると，中核群では2カ月以上入院を継続しえた症例では7例中5例（71.4％）において体重増加を含め，症状寛解しており，2カ月以下の入院症例では寛解例は存在しなかった。しかし周辺群では治療成績と入院期間との関連はなかった。拒食が主症状となっている病態では治療継続できれば寛解率が上がっている[40]。入院治療を頑張れれば拒食の状態は抜け出しうることがわかる。

2. 非受療者の実態

　食行動異常は欧米が先行する形で女子学生を中心に患者数の増加が指摘された。本邦においても野上ら[143]は気晴らし食いは一般高校生の7.5％，女子大生の8.3％に認められることを報告し，切池ら[144]は看護学校生や女子短大生の中に過食症の診断基準を満たすものは2.9％に及ぶとし，非受診者の中にも高頻度に食行動異常を示すものが多く存在することを分かっている。そこで，医療機関を受診していない大学生の食行動異常の実態を明らかにするために調査を行った[145]。

　非受診者の調査は東京の某総合大学の女子在学生を対象とし，Garnerら[146]によるEAT-26の邦訳版（26問）を用いた。アンケートに回答した女子大学生は3,263名で，平均年齢は19.4±2.0歳であった。

1）身体計測の結果

　身体計測の平均値を見てみると身長158.7±4.9cm（未記載77名2.4％），体重50.3±5.4kg（未記載723名22.2％），標準体重比では－4.6±9.0％であっ

た。なお標準体重比－20％以下のものは58名（2.3％）であった。さらに最小体重は46.6±4.8kg（未記載797名24.4％），標準体重比では12.0±8.1％であった。また最小体重の標準体重比－20％以下のものは309名，9.5％であった。

2）EAT-26の結果

EAT-26の平均値は5.8±6.7点であった。EATスコアが25点以上のものは73名（2.4％），20～24点のものは84名（2.7％）であり摂食態度に異常があると判定されたものは157名（5.1％）であった。なお15～19点のもの132名（4.3％）。10～14点のもの333名（10.8％），そして9点以下のものは2,457名（79.8％）であった。

EAT-26の項目についてみると体重増加への不安を訴えたもの52.4％，やせ願望を有するもの32.4％であった。また制止できずに大食するもの17.3％，ダイエット中であると答えたもの9.8％，食後に嘔吐衝動を有するもの1.2％であった。

非受診者の食行動異常の頻度についてはPyleら[147]が既に大学の新入生を調査し，女子で7.8％，男子で1.4％が摂食障害と診断されることを報告している。摂食態度異常と判定された率を比較してみると，1983年にMannら[148]が15歳の女子学生262名を対象とした調査では6.9％であった。Johnson-Sabineら[149]が1988年に報告した14～16歳の女子学生1,010名を対象にしたもので8.2％，またMumfordら[150]が1991年に報告した14～16歳のアジア系女子学生204名の調査では12.3％，白人系では8.7％であった。諸外国の結果に比し

表6　女子EAT-26の項目別頻度 ％

	いつも	非常にしばしば	しばしば	合計
体重増加への不安	20.1	12.7	19.6	52.4
やせ願望	10.9	9.3	12.2	32.4
体脂肪が気になる	6.0	6.0	9.5	21.5
制止できずに大食	2.5	4.0	10.8	17.3
ダイエット中	1.2	2.6	6.0	9.8
食後の嘔吐衝動	0.2	0.5	1.6	2.3
食後の嘔吐習慣	0.1	0.2	0.9	1.2

われわれの調査では5.1％と明らかに低頻度である。平成3年に行った調査でもほぼ同様の結果が得られた[151]。以上により諸外国の結果に比し，日本の大学生のEATスコアはやや低値である。すなわちやせ願望，過食のエピソード，ダイエットの経験など食行動は多く認められるが，DSM-Ⅲ-Rの診断基準を満たすような複合的な食行動異常を示すものは現状では先進諸外国に比しいまだ少ないと考えられる。

3. 外来診療で思うこと

1) 医療の利点

　たぶんわれわれ摂食障害の治療にたずさわるものの努力が不足していることも一因となって，現在，十分な治療効果があげられていないことは事実である。しかし，祈祷やおまじないより私の治療の自負できる点は，副作用を考慮して治療にあたっていることである。他の非医学的治療でも，私の行っている治療と同じように効果が期待できるものも存在するかもしれない。しかし，副作用についての検証や，それを予知するための手順をもたないため，治療すればするほど悪化してしまうこともありうる。医学の手法に従えば，これらの穴に陥る危険性は低くなる。治る治るという種々の提案にまどわされずに，地道な医学的治療をお受けいただきたい。

2) 転院について

　第2は，病院を転々としてはいけないということである。いま，もし長く通院している医師がいるならば，その医師が一番よく治療中の患者のことを知っているということである。私の外来にも，もう3年になるがよくならないので，その先生に見切りをつけて来院した，という患者が来院する。治療を続けてうまくいきかかったときには治療抵抗といってその先生がだめに思えたり通院することがいやになったりすることがある。ここでやめてしまうとせっかく治るきっかけをもっていたのを失ってしまうことになる。もともと心に関係した病気は，一部のセンセーショナルな雑誌や本に書いてあるようにぱっと治るものは少ない。初期治療で完治するものは約3割，残りは長くかかるのだ。長い時

間をかけて，自分の主治医と手づくり感覚で治療をつくりあげていくものである．安直な方法を求めて転々とすると治療の場所を失ってしまう．

3) 原因について

私は，患者や家族の方から種々の相談を受けるが，「どうしてこんなになってしまったのですか」という質問をしばしば受ける．

過食や拒食の状態は，疾患群（病気の集まり）であると考えられる．これは医学的には，さまざまな種類の原因によってひきおこされる病気が含まれている．言い方を変えれば，身体や心のいろいろな病気が同じような拒食や過食症状を示すことがある．したがって，症状を本人や家族の方にうかがっただけでは，とても，どのような病気であるか想像することもできないし，もちろん原因を診断することもできない．私はいつも，食行動異常の症状を主訴に来院した患者や家族の方には，「その答えには少し時間をください」と話している．時間をもらっても複合要因であることが多いので〜のせいでという単一因をみつけることができないことが多い．

4. 神経性食欲不振症の初期来院の様子

神経性食欲不振症の初期来院の様子を紹介する．

〈症例〉17歳，女性

17歳の女子高校生が母親にともなわれて来院した．本人の主訴は特にない．病歴の大部分は母親が語る．病気の経過は次の通りである．

高校入学時，身長165cm，体重56kgであり，以前から自分は少し太めであると思っていた．入学後，緊張が続いたため食事の量が減り，体重が3〜4kg減少した．その後友人に「スマートになってすてきよ」と言われ嬉しくなり，やせることを決意した．

それから食事は野菜と海草だけで，ご飯や肉・魚は全く食べずにいた．すると面白いようにやせ始め，3ヵ月でさらに10kgやせた．しかし自分ではちっともやせた気がせず，まだ太りすぎていると感じているようだった．そのうち

食物をみるのもいやになり，生理も止まってしまった。

彼女の帰宅は遅く，夜一人で食事することが多かったので，両親は体重がかなり落ちるまで，食事や体形の変化に気がつかなかった。外来では，両親が涙ながらに熱心に話し，本人は横を向いて話さない。

心療内科の外来には，母親に伴われてしぶしぶ来院する神経性食欲不振症患者は少なくない。

このように本人の意志で来院することが少ない神経性食欲不振症患者では，本人に病院で治療してみようかな，という気持を引き出すことに初期治療のポイントであることは調査結果からも明らかである。彼女たちは一見，自分の身体の状況には無関心のようにみえるが，頭髪の脱毛，下腿の浮腫などの異常に気づいている。そして内心必ず心配している。そんな心配を解決するための援助をする所が病院であることを伝える。いやがる本人を家族がだますように来院させたり，無理やり入院させても良い治療成果は得られない。家族を中心に治療者が協力し，根気強く治療の必要性の提示をしつづけることが，治療の成功に近づく方法である[26]。

5. 初期対応の具体的提案

さて，来院した後の初期対応の工夫を3つほどあげてみたい。

第1は，来院したということをポジティブに受け止めてあげることである。食行動異常症状で相談に来る方は，こんな相談で門前払いを受けるのではないか，自分の悩みに見当違いな説教を受けてしまうのではないか，という心配から受診が遅れがちになる。

ある女性雑誌で拒食症と過食症の特集を組むことになったので取材させてほしいとの申し出を受け，病気の概要を記事にしたことがある。その最後に，食べることがうまくコントロールできないという悩みをおもちの方は，身近な医療施設へ行って相談してみてくださいと書いた。すると数カ月後の同じ雑誌に，その記事に対する投書欄に載っていた。記事に従い病院を受診したが，まったく相手にされなかった，無責任な記事は書くな，というお叱りの内容であった。著者は気晴らし食い的なものから，食べているがなかなか太れないといった食事指導に関するものまで，相談に応じている。また，著者の周囲にいる内科医

や精神科医も同様に対処していると聞いていたので，みなそうであろうと早合点していた。

その後，ある新聞の健康相談にかなりの高名な医学部の教授が解答していた。内容は，過食症状に悩んでいるOLからの相談であったが，解答はかなりお説教的で，相談者の意志が弱いからである自分でもっとコントロールしなさいといった内容のものであった。これを読んで，なるほど食行動異常の患者が，もしこの解答者の医師のところへ受診したら，門前払いだろうとはじめて納得した。

このような状況のなかで，自ら臆する気持にもかかわらず受診して来る患者に「よく来ましたね」と敬意を表してあげたいと思うようになった。どうせ相手にされないだろうと思いながら来院するというのはたいへんなことである。

第2は，よく患者さんが「治るでしょうか」という疑問を投げかけてくる。これに対しては，鉄欠乏による貧血や良性の胃潰瘍なら，診断がついた段階で「治ります」と伝えることができる。これは，治療者が処方した薬を服用さえすれば，症状や疾患の軽快がもたらせられることが見通せるからである。

しかし，身体にしみついた習慣や心理的な問題については，いくら精神面に作用する薬物が発達したとはいっても，とても貧血や胃潰瘍を治すほど効果的なものはない。現状では，少しでも症状を軽くする薬を使って，あとは自分でできる範囲の生活習慣や考え方を変えるプログラムを治療者といっしょに作って，七転び八起きの状況で少しずつ悪い癖や習慣を直していくことになる。

だから「治るでしょうか」ではなくて，「私きっと治してみせます。がんばりますから，よいアドバイスをください」という問いかけでないと病気はよくなるという山に到達することはできそうもない。

セルフコントロール（自分で自分を管理していくこと）を目指して，治療者の助けを借りながら日々練習していく。これがプログラムの基本である。「今までの失敗や過去の傷跡にこだわらないで，これからどうするか，今からどうするかといった先を見て進んでほしい」と答える[27]ことにしている。過去にこだわらず前向きに考えることができればきっと治せると思う。

第3は，治療への動機づけ十分に持ってから治療を行うことである。病気を治す場合，まず病院に行ってみようと思わないと病院での治療は始まらない。そして次の段階では，治療を受けたいという気持をもってもらうことである。

治療が進行したあとの目標は，治療を継続したいという気持を持続してもらうことである。

この病気の場合，治療継続が可能であれば治癒率はかなり上がる。なぜこのように治療を受けたいという気持が大切かというと，治療者の力はきわめて小さく，ほとんどは患者自身の病気に立ち向かう力に依存しなければならないからである。ではなぜ医療が必要であるかといえば，努力していく方向を間違えないようにする水先案内人の役割を治療者が果たし，でき上がりの形がゆがまないように交通整理をしていく役割をしていると思う。

もともと病気を治す力は，患者自身のなかに存在している。摂食障害という病にとりつかれた患者さんであっても多くは自分の中に病気をなおしていく力を持っている。したがって，その力を引き出せるような状況を治療者の力を借りて実現していけば，それでもう病気がなおっていく方向に自然と進行していく。

治療は，患者自身が「治すぞ」という気持をもち，そして治すという決断を持続させ，治療者が治していく方向に示し，遂行していけば，患者自身のなかにある自然治癒力を引き出すことができ，ついには病気を克服できることになる。外来での初期対応のポイントは患者さんに治療への動機づけを高めてもらうこと，寛解と再発を繰り返す可能性があるので根気をもって病気とつきあってもらうことを知ってもらうことである。

6.『巨食症の明けない夜明け』を材料に

1988年のすばる文学賞を受賞した松本侑子氏の小説『巨食症の明けない夜明け』[28]を材料に、患者本人へのアプローチについて考えてみたい。

主人公の沢田時子は過食に悩んでいる女子大生である。そしてこの小説は、病気と自分との戦いをモチーフにしているものである。筆者は、主人公・時子と治療者との話し合いを材料によい治療の方向性をさぐってみたいと思う。

1）来院時の気持

時子は、来院時の気持を次のように述べている。

「まるで、いざ出陣と、戦地に乗り込む気分でした」
　この気持には、二つの側面があると著者は考えた。自分の中にある病魔と闘うぞ、というふるいたつ気持と、何か自分の秘密をあばかれてしまうような恐い気持とが、相反して二つ存在する。
　すでに患者が来院を決意する勇気について触れたが、治療者にとっては、その勇気なしには今後の展開が成り立たないほど重要なものといえる。しかし、来院することによっていやな思いもしなければならない。つまり自分の過去の、もしかするといちばん忘れたい思い出を語らなければならない。したがって、治療を受けてそれを継続するかどうか、また自分の病魔と闘うことができる力が今の自分にあるかどうかは、来院して治療者と話してから決めてみることもよいと思う。通院や入院が来院患者の生命にかかわる問題だと治療者が考えたときには、無理にでも治療を受けてもらうように説得する。しかしそうでない多くの場合は、患者自身の通院が続けられるかどうかの決定がいちばん重要となると著者は考えている。この小説の主人公の時子も、数回の通院で中断する。
　時子は初診ののち、佐々木という男性のカウンセラーが担当となるが、二人の関係は少しぎくしゃくしていて、あまりうまくいっていない。一つは、カウンセラーの佐々木の治療の関係のつくり方に時子の期待とずれがあり、もう一つは、時子自身に来院の最初からあった「自分のことは自分がいちばんよく知っている」という気持によると分析した。

2）面接とは

　時子とカウンセラーの佐々木との間で、初回の診察は次のように展開していく。
「食パン一斤を、インスタントコーヒーをがぶ飲みしながら食べて……」
「しょくぱんいっきんと、いんすたんとこおひい」
「それから何を食べましたか？」
「それから……みかんを三つのみこんで、大福餅を1パック、これは、5個入りなんだけど、それも食べました」
「そのあと、吐きましたか？」

「いいえ」
「では今まで過食後に吐いたことはありますか」
「いいえ、一度もありません」
「ふうん……。やっぱり君は吐かないだけ、食べる量が少ないね」
「この子なんか、あっ君と同じ大学生なんだけど、カップラーメン3個と、おにぎり二つ、それにチョコレート1枚にロールケーキ1本食べてますねえ。そのあと、喉に指を入れて吐いてますけどねえ」

　このとき、時子はカウンセラーに強い陰性の感情を向けている。佐々木氏の対応ならば時子が陰性感情がまじることは当然だと考えられる。これは時子の心理的病気の状態のためにおこった気持の動きではないと思う。

　このカウンセラーは時子の治療においていくつもの誤りをおかしている。

　一つは記録のことである。記録は治療中におこった出来事を医師の法律で臨床記録として残すことが義務づけられている。だから私たちは記録はできるだけ正確に書こうと努力はしている。面接時の記録はあくまでメモで走り書きにとどめ、面接終了後、整理することもある。なぜなら雑誌にのせるためのインタビューではなく記録をとるために話を聞いているのではなく、あくまで診断のため、さらには治療のための面接だからである。

　もう一つは症状を次々に並べ立てて聞いていく方法のことである。私も、患者のペースで話してもらい、どうしても情報が出ないときにはこのような質問のしかた（ラウンドトリー）をすることがあるが、一般的ではない。また吐くことについての質問は、もっとデリケートであり、過食症で悩んでいる人の中には、吐くことを他人に知られたくないと思っている人たちがいる。したがって、このような直接的質問では、「一度もありません」という返事をもらったとしても、そうでない場合もあり、患者を不快にさせるわりには、得られる情報の質は低く、適切でない。

　最後に他の患者の過食の例を示し、時子の過食と比べているが、これはまったくナンセンスで、食べる量や種類が病態の質を決められるのならばともかく、やじ馬的感覚である。もし病院に受診したときに、このような治療者が担当になったら、すぐに通院をやめるか、別の施設にかかることをおすすめしたい（実際には、こんなひどい治療者は存在しないと思っているが……）。

　時子も、その後数回で通院をやめているが、私もその方がいいと思う。しか

し一般的には、医者を替えることは、治療を受けるうえではあまりすすめられる行為ではない。情報が拡散してしまうことと、治療関係を再構築しなければならないからである。

3）付け焼き刃の知識は無用

　また、次のような部分もある。
「フロイトについてはあまり興味はないかな」
「一般教養程度しか知りません」
「では、何でもいいですから、フロイトについての本を読んでみてください。どんな本でもいいから」

　時子は、治療者の指示にしたがってフロイトの『精神分析入門』とフロイトの伝記をすぐに買って読むが、この治療者は何を意図に専門書を読むように指示したのだろうか。フロイトの論文は、難解である。また、たとえその内容を理解したとしても、それは病気の治療には全く役立たない、むしろ臨床場面では害をなすことのほうが普通である。患者の示す病態は1人1人、みな違っている。付け焼き刃で知識を入れるより、私だけのことを専門家に相談し、私のことだけについて考えてもらったほうがずっと実が上がる。あたり前のことである。

　現に時子も間違って理解をしてしまう。彼女は、口唇期という発達段階の概念を、そのまま食べることに固着した人、すなわち私だと理解してしまう。この理解は治ることには貢献しない。

4）治癒の方向とは

　最後に、この小説を読んだ印象から、病気が治ることへの指針を考えてみたい。

　時子は、母との一体感が十分味わえなかったことを回想し、そこに病期の源があると考えるようになっていく。甘えたいが甘えられなかったという母親との葛藤の存在も自己分析する。そして、それを満たそうとすることをあきらめようと決心することで、小説は終わっている。ダメな治療者に接し、時子は自

ら正しいと思われる方向性にたどりついていく。

　この小説を読み終わった段階でもう一度治癒の問題を考えてみると、何も問題は解決されていないが過去にこだわるまいという彼女の結論を導き出している。時子が回想風に、あれが悪かったのではないか、これが悪かったのではないかと回想を続けている間は、心理面の病態は決してよい方向には向かない。

　過去への詮索を続けている間は、むしろ病状は悪化していくことが多いと考えられる。過去から今日へ、今日から明日へと考える方向が変わっていったときに、少し新しい展開が生まれるものなのである。過去の失敗にとらわれていては、けっして病気はよい方向へは向かわない。今日からどうするか、明日をどうするかを考えていけなければ、新しい世界は開けない。これは病気の人だけではなくて、病気とは考えられていない私たち治療者にもいえることかもしれない。

　私なりの本人へのアプローチの要点を、思いつくままに述べてみた。食行動の異常に対する治療は、医療モデルでなくあくまで成長モデルでなければならない。

Ⅲ　やせと肥満の症例

1. 体重に関する診断基準

　定型的な神経性食欲不振症では専門医は診断に迷うことはない。しかしプライマリ・ケア医が評価診断できるようにするためには使いやすい診断基準が必要である。そこで診断基準作成のため，東邦大学心療内科を受診し，東邦大学心療内科に不食，過食などの摂食異常の問題となり入院治療を行った摂食障害64例を対象に神経性食欲不振症の診断基準の中からFeighner，DSM-Ⅲ，DSM-Ⅲ-R[32]，厚生省調査研究班による旧基準を用い，体重項目の取り扱いおよび非定型的な症例について調査を行った。

　その結果診断基準の体重項目について，体重増減の激しい症例や肥満を呈していた症例は基準を満たしにくい。体重項目について，4つの診断基準のいずれかを満たさないものは8例（31％）存在し，Feighnerの基準を満たさないものが最も多かった。体重基準ではDSM-Ⅲ-Rが最も広くFeighnerが最も狭くとらえていた。ボディーイメージ障害ややせ願望について，外来初診時および入院治療時における症候抽出の頻度では，外来初診時から判明していたものは約半数で，残りは入院後の治療操作によって明らかにされていた。すなわち体形に関する症候の抽出には治療関係の深化を含めた時間的経過が重要な要因となっていた。また摂食障害のサブタイプについて検討すると，ANの8例（31％），摂食障害の19例（38％）はすべての基準は満足しない定型的でない症例であった（表7）。

表7　摂食障害の定型例と準定型例

	Anorexia Nervosa	Bulimia Nervosa	その他の摂食障害	摂食障害
定 型 例	18 (69%)	27 (96%)		45 (62%)
準定型例	8 (31%)	1 (4%)	15 (100%)	24 (38%)
合計	26 (41%)	18 (44%)	15 (24%)	64 (100%)

1) 体重減少の表記では，既往を含むことが必要である。
2) やせ願望は治療の進行に伴って明確となることが多い。
3) 神経性食欲不振症の病像は非定型的なものが少なくない。ことが判明した[38]。

以上の検討などをふまえ，筒井を中心とした厚生省調査研究班は改訂診断基準を作成した。

1) 体重基準による診断の差異

対象の64例中，4つの神経性食欲不振症の診断基準すべてを満たす症例は18例であった。いずれかの診断基準で神経性食欲不振症と診断されるが，診断基準によっては神経性食欲不振症と診断されない症例は8例あった。

診断基準によって診断に不一致のみられた8症例を表9に示す。

診断基準によって診断に不一致のみられた8症例について検討してみると，DSM-Ⅲ-Rでは8例中7例までが神経性食欲不振症と診断されているが，Feighnerでは8例中1例しか神経性食欲不振症と診断されていない。すなわち神経性食欲不振症の診断をする場合，DSM-Ⅲ-Rが4つの診断基準の中で最も広くとらえられ，Feighnerが最も狭くとらえている。

2) 体重の時期による変化

表8　Anorexia Nervosaの診断基準

1. 標準体重の−20％以上のやせ
2. 食行動の異常（不食，大食，隠れ喰い，など）
3. 体重や体型について歪んだ認識(体重増加に対する極端な恐怖など)
4. 発症年齢：30歳以下
5. （女性ならば）無月経
6. やせの原因と考えられる器質性疾患がない

（備考）1.2.3.5は既往歴を含む。
6項目すべてを満たさないものは，疑診例とする。
厚生省特定疾患・神経性食欲不振症調査研究班（1990）

全症例64例の体重の平均および標準偏差は，もとの体重51.2±8.3kg，入院時体重41.4±10.9kgであった．発症前のもとの体重と発症後の体重に有意差があるのみでなく，最低体重と入院時体重の間にも1％以下の危険率で有意差が認められた．

　4つの神経性食欲不振症の診断基準のいずれかにおいて神経性食欲不振症と診断された症例の最低体重と入院体重を各診断基準の体重項目に当てはめた．最低体重時には体重の基準を満たすが入院時には満たさないものがDSM-Ⅲ-Rでは1例，DSM-ⅢとFeignerでは6例，1978年の厚生省による診断基準では3例認められた．

　全症例の体重の時期による変化で，最低体重と入院時体重に有意差が認められた理由は，症例は神経性食欲不振症ばかりでなく神経性過食症なども含まれているので，入院時の状況は低体重時とは限らないということが最も考えられる．

　さらに，神経性食欲不振症でも最も体重の低い時に受診，入院となるとは限らないという可能性も考えられる．

　4つの神経性食欲不振症の診断基準に神経性食欲不振症例を当てはめた結果では，もとの体重を基準としたDSM-ⅢとFeignerで最低時には満たしても入院時で体重の基準を満たさなくなる症例が多く認められた．もとの体重では基準が厳しくなる傾向が認められた．

　以上より次のように結論できる[39]．
1. 横断面で評価すると診断時期により診断が異なるものが多数存在した．
2. 概して標準体重から体重を評価した診断基準の方が，もとの体重から評価するより体重減少を広くとらえられた．
3. もとに肥満を有する症例では，標準体重からでは体重減少をとらえられず，もとの体重からのみ体重減少をとらえられた．

　すなわち，摂食障害を診断する際の体重の問題としては，入院時のような一横断面を評価するのではなく，縦断的な体重の変動の評価が重要である（図4）．

表9 各診断基準で診断に不一致がみられた症例

症例No.	DMS-ⅢR	DSM-Ⅲ	Feighner	厚生省	不一致の項目
3	A	A	×	A	体重
7	A,B	B	×	A	体重
13	A	A	×	×	年齢
14	A	A	×	×	年齢
19	N.O.S	A	A	×	体重
30	A	A	×	×	年齢
41	A,B	B	×	A	体重
55	A,B	B	×	A	体重

A：Anorexia Nervosa　　B：Bulimia Nervosa
N.O.S.：Not Otherwise Specified

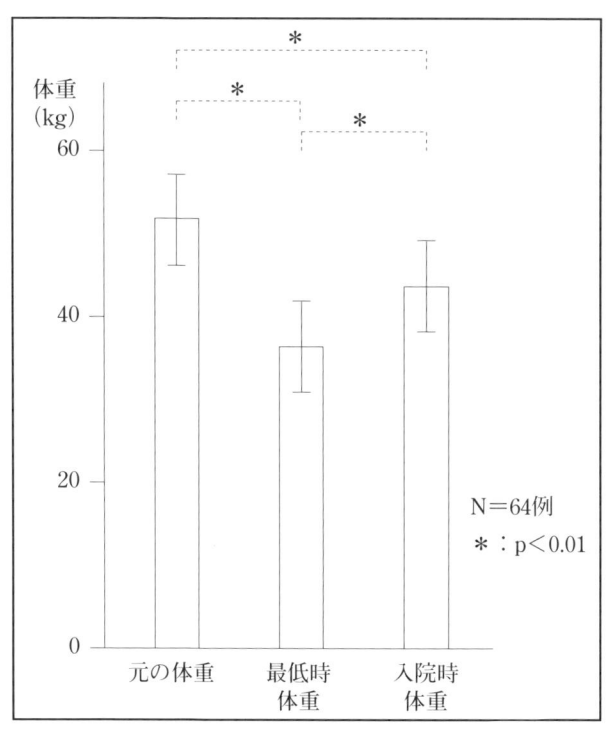

図4　体重の縦断的検討

2. 難治例の体重変動

　当科に入院加療したのち，治療中断となり，数年症状の軽快と増悪を繰り返し，再度，救急で来院した神経性食欲不振症の一難治例であり，治癒判定の時期に関して特徴的な変化を示したのでここに示す[62]。

　＜症例＞ 28歳，未婚の女性で16歳の時，体重55kgにて摂食制限開始し，21歳当科にて2カ月入院，体重回復し職場へも復帰したが，転勤を契機として再び増悪。24歳他院にて3カ月間入院し再び体重回復。その後，独り暮らしとなり，27歳の9月よりシストワークのため食生活が不規則となる。11月には30kgまで体重減少し，ほとんど寝たきりの生活となる。
　28歳の3月，自宅に戻るが症状改善せず，5月，体重23kgまで減少し意識障害を呈し，当院に救急来院となる。
　生育歴としては幼児期より手のかからないしっかりした子で，妹の面倒をよくみていた。しかし，内心では両親が自分の面倒をあまりみてくれないことに不満を感じていた。小学校，中学校を通じ頑張り屋で人望が厚く，学級委員にも選ばれた。
　入院時の体重は標準体重からの偏り－57％であった。

今回入院までの経過
　中学時代はBMIが17.3（体重45kg）であったため友人にスタイルがいいとよく言われていた。高校入学し体重は50kgに増加。翌年7月さらに増加して55kgになったことにショックを受け，肥満恐怖出現し，以後摂食制限を始める。高2の9月，体重27kgまで減少し休学，その後2カ月間自宅からはなれて生活し11月には40kgまで回復する。19歳で，大学受験するも合格せず，専門学校に入学する。20歳頃より資格試験の勉強のため食事を抜くことが多くなり再び体重減少し，21歳3月には36kgまで減少する。試験結果は不合格と判明し，同年4月に就職する。経理を担当し仕事に対する満足度も高かったが，やがて過食およびその後の自己誘発性嘔吐の頻度が増し，同年8月，34kgまで減少すると仕事にも支障をきたし始めたため当科へ入院となる。2カ月間の入院加療後，体重38kgまで回復し退院する。その後職場復帰したた

2. 難治例の体重変動　**31**

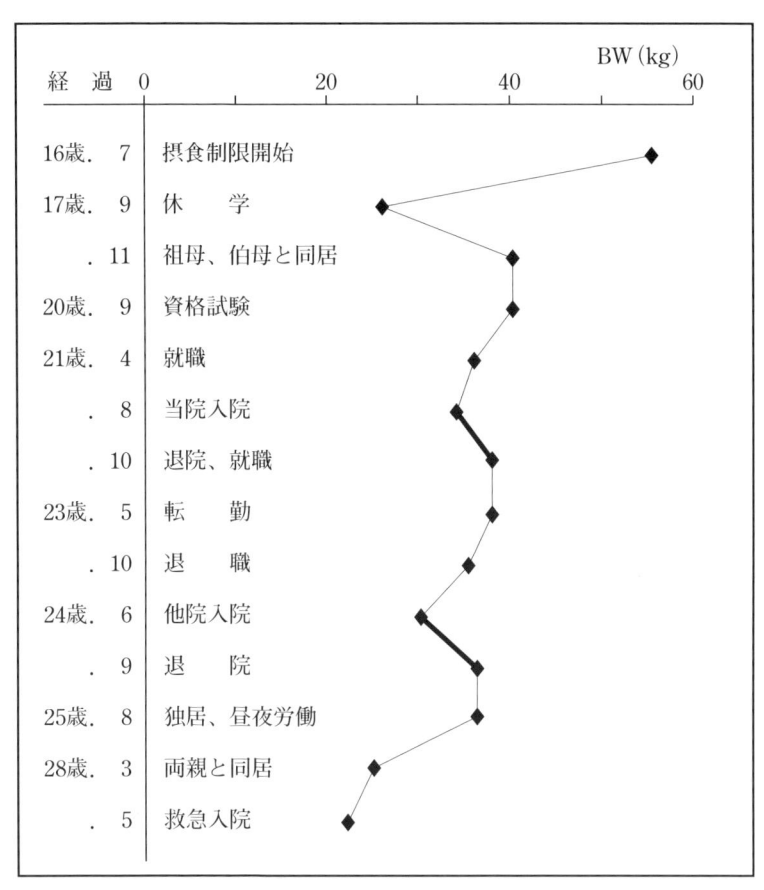

経過		
16歳.7	摂食制限開始	
17歳.9	休　　学	
.11	祖母、伯母と同居	
20歳.9	資格試験	
21歳.4	就職	
.8	当院入院	
.10	退院、就職	
23歳.5	転　　勤	
.10	退　　職	
24歳.6	他院入院	
.9	退　　院	
25歳.8	独居、昼夜労働	
28歳.3	両親と同居	
.5	救急入院	

図5　今回入院までの経過

め，治療は中断した。

　23歳5月，転勤を契機に再び過食とその後の自己誘発性嘔吐が出現し，10月には退職する。24歳の6月，体重30kgまで減少し，他院に入院となる。3カ月間の入院加療後36kgまで回復し退院する。25歳8月，父親との対立を契機にひとり暮らしを始めた時点で治療中断となる。以後はアルバイトを変えながらの生活が続く。27歳の9月より，昼も夜も仕事を抱えながら働き始め，再び体重減少が進行する。11月には続かなくなり仕事を休みアパートで自閉的な生活となる。食事は1日1食程度でかんづめ類などを主としていた。翌年

3月，母親に説得され自宅に戻るが，この時体重は25kgまで減少していた。その後も過食と自己誘発性嘔吐を繰り返し，5月，意識障害を呈して当科に救急入院となる。

　摂食障害患者は一旦症状軽快をみた後，どの程度の期間の治療継続を要するかについては，患者の病識の欠如との関連もあり，さまざまな議論のあるところである．本例の場合も，16歳時の発症以来，治療開始後，21歳時からの1年11カ月間と，22歳時からの約3年間の症状軽快期間を経験しているものの，その都度再び増悪を繰り返している．

　本邦における神経性食欲不振症患者の転帰調査[127]によると，症例の約80％は治癒または軽快と報告され，軽快傾向を認めない，いわゆる難治例は約20％と報告されている．しかし，個々の症例をその後長期にわたって追跡した報告は少なく，本例のように症状軽快後，増悪をくり返すケースが少なくない．

　一方，Dallyの報告[128]によると，退院後すぐに体重減少が始まる患者が全患者の約1/3を占めるという．しかし，これらは本当の意味での再発とは言えないであろうとGarfinkelらは言っている．また，Theanderの報告[129]によると，体重と食習慣が安定して1年後に再発する者が94人中11人存在していることを指摘している．

　Garfinkelらの報告[130]によると，この種の再発は3年から14年追跡すると少数例ながら存在するという．また，彼らは通常の再発と結婚，妊娠，引っ越しなどの人生におけるストレスによる変化にともなって病態が再燃することが多いことを強調している．

　本例の場合も，通院加療が中断した後に転勤や転職などの生活上のストレスを契機として増悪をくり返している．

　したがって，通院時や比較的短期の転帰調査時における状態にかかわらず，生活上の変化やその後の適応状態を確認するため長期にわたる外来での経過観察を続けることが望ましい．

　以上より今回の症例のように，一時的に軽快を示す症例でも，その後症状寛快と増悪を繰り返すような慢性の経過を示すような例もあり，数年ないし十数年にわたる援助が必要な症例があることが判明した．

3. 強迫神経症の合併

〈症例〉25歳　女性
〈経過〉中学時代は体重43kgくらいで一定していたが、7, 8年前病気の母親の看病と約1年くらい尿路感染症といわれ治療を受けたが、その時36kgに体重が減少し、食事は普通にとっていたが体重はもどらなかった。2年前に職場結婚したが、1年後から嘔気が続き近医に胃腸炎といわれ33kgまで体重が減少した。その後も食生活など変化はなく、食欲も正常であったが体重はさらに減少を続け28kgになり体の動作も鈍く、つらくなってきたので入院となる。

生理は18歳頃より不規則、22歳で無排卵症と診断され、現在までホルモン治療を受けている。結婚後、夫とけんかをしたり、いやなことがあると冷蔵庫をあけて食物を食べあさり、その後嘔気を感じて全部食物を嘔吐することもある。

入院時BMI 14.2（体重30kg）標準体重比は－30％しかし尿量が4,000〜5,000 ml/日であったことから水制限試験を施行し尿量の減少と尿滲透圧の上昇を認めた。

母親が病弱であったため、中学・高校は親戚にあずけられたが、母親死亡後、一人で下宿生活をし高校・大学と卒業した。大学卒業後、事務系の会社につとめ2年前恋愛結婚し、性格は外向的だが、一ついやなことがあるとこだわる方でなかなかぬけ出せない。

職場での人間関係はしっくりいかず、しばしばトラブルにまきこまれる。
〈入院後〉内分泌疾患の存在を念頭において諸検査を施行したが異常所見は得られなかった。不安状態や入院には拒否的で、やむなく外来にて経過観察したが、体重はほぼ病前の30kgを得たが、強迫行為と飲水行動は不変のままであった。この症例は心因性多飲症を合併した症例である。神経性食欲不振症は強迫性格が発症の重要な要素と考えられているが、本症例のように強迫行為がむしろ主症状と考えられる症例も少なくない。この場合強迫症状のコントロールを治療の目標にした方がよい。

4. 体重減少を伴う適応障害

〈症例〉23歳　女性
〈経過〉以前より食事にむらがありすぐに満腹になってしまい，便通も下痢気味であった。短大卒業後キーパンチャーとして会社勤めを初めたが，女性ばかりの職場であり，周囲に気をつかうことが多く，気が重い毎日であった。入社後半年くらいは体重45kgくらいで一定していたが，その後徐々に減り3ヵ月で39kgになり，体も非常につらかった。入社後約1年頃より食事をみるのもいやになり，食事には少し箸をつけるだけになり体重も減少をつづけ36kgになったため入院となる。
〈入院時現症〉BMI 15.6（体重35kg）標準体重比－22％，両親と姉との4人小学校から高校までは成績は中位であったが，高校卒業後，キーパンチャーの専門学校に進学，卒業後現在の会社に就職した。女性ばかりの職場であり，トラブルも多く，内向的な自分は周囲にあわせて風当たりが少ないように工夫していたが，それだけでくたくたになってしまう。
〈治療経過〉薬剤を中心に外来にて治療を行っていたが，体重増加はえられず不安状態も持続していたので入院により環境を変化させることにより精神面の安定をはかることと，交流分析による精神療法および向精神薬による薬物療法を行った。入院後は体重は順調に増加し，41kgになったとき退院となった。やせ願望や食行動異常などの症状はみとめられず，職場での環境の不適合とやや未熟な性格により問題の処理が不十分となり体重減少を期待したいわゆる適応障害と考えられた。心因性食欲不振症ととらえる方が適切な症例である。当然ながら環境調整を主にした対処を選ぶことになる。

5. 未熟な性格を基盤としたもの

〈症例〉22歳　女性
〈経過〉入社後半年後頃より食後心窩部痛があり放置していた。心窩部痛が増強したため大学病院内科を受診，胃透視・注腸・胆のう造影などを外来にて施行し，異常は認められなかった。検査中の約1ヵ月間食待ちが多く，朝食や昼

食をぬくことがしばしばで担当の医師からも食べすぎないように注意されたこともあり，検査前54kgであった体重が50kgになった。さらに友人からも「やせたね」といわれ，もっとやせたいと思い，ご飯やパンは食べず，野菜・果物や海草ばかり食べていた。その頃より月経も不規則になり，12月にはとまってしまった。最近食物をみると不愉快になり，食事をとるように言われると反抗したくなる。体重が40kgまで減少したので両親が心配し当科受診，入院となる。

入院時BMI 15.3（体重40kg）平均体重－30％であった。父親は会社の重役で多忙なため不在がちであり，母親中心の家庭であるが祖母との間でトラブルがたえず，患者は自分の事のようにつらかった，短期大学卒業後，父親が関係している会社の事務員として働いたが，周囲としっくりいかず2年で退職している。

〈治療経過〉諸検査終了後1,200～1,500kcal程度の食事と支持的なアプローチを行ったが，体重はむしろ38kgと2kg減少し，活動性も高く，食習慣もつかなかった。そこで主治医の交代を機会にオペラントによる行動療法および支持的精神療法を中心に行ない，Sulpirideの非経口投与などの薬剤も補助的に使用した結果，一時的に栄養改善性の浮腫を呈したが，約2カ月で体重約10kgを獲得し，良好な経過を思わせたが，未熟な性格や病気に対する認識の改善が得られないまま退院した。一過性の寛解を得たと評価される。しかし心理面へのかかわりが不十分であり，このまま寛解得るということは難しいと考えられた。治療はむしろこれからと考えられる。

6. 心気症状を主症状としたケース

〈症例〉17歳　女性
〈経過〉生来胃弱で食が細く体重も42kgくらいで標準であった。1年前より胃部不快感が気になり，体重も徐々に減り初め，倦怠感や手足のだるさも強く近医受診，胃透視・胆のう検査などを受け，胃下垂症，胃酸過多症と診断され，通院加療していた。精神面からきているかもしれないといわれ精神科クリニックや国立病院などで心理療法を受けたが，軽快しなかった。また脳腫瘍かもしれないと言われ，某大学神経外科受診諸検査受けるも異常なしと言われた。ま

た一般検査のため近医にも入院したが体重は36kgと減少し，その後も食事は普通にとっているつもりであるが体がだんだんやせてきて，全身倦怠感も強くなり，気力ばかりが先走ってしまう。近医から当科を紹介され，入院となる。生理は2年前からとまっている。

　入院時BMI 11.7（体重30kg）標準体重比－40％

　2人姉妹の次女として生育，小学校・中学校・高等学校と成績はトップクラスであった。しかし高校ではトップでないことが気がかりのようであった。父親は5年間九州に単身赴任しており，家族は母親を中心に3人ぐらしの状態であった。

〈治療経過〉本例は胃の病気であるという思いこみから心療内科での入院治療は拒否的であり，心理療法も受け入れず，薬も胃薬以外は服用しなかった。しかし病態の説明とラポールの確立をくり返し治療の目的やゴールを設定し面接をくり返した。体重が5kg増加してきた段階で全身倦怠感や胃のもたれる感じが軽快してきたため体重増加に熱中し過食傾向を呈し，体重も急速に増加し3カ月で約10kg獲得し，48kgとなり，身体症状も軽快し良好な経過を思わせた。昭和56年9月11日右下腹部痛を訴え，白血球増加を認め，当院受診急性虫垂炎と診断され手術を行った。術後の経過は良好であったが，再び胃部不快感や全身倦怠感が再発し，心理診断としては全般性不安障害か心気症と考えられ，いずれにしても症状を気にしすぎるという点に焦点があると思われる。治療の力点は体重増加よりもむしろ心理状態においた方がよい例である。

7. 高齢発症の治療抵抗例

〈症例〉33歳　女性

〈現病歴〉3年前までは体重46kgくらいで一定していたが，35kgに減少しているのに気づき近医受診しその半年後に1回くらいの割で通院するように言われたが，体の変化には気がつかなかった。しかし今年の秋には体重は28kgとなり，脱毛・四肢の筋萎縮などの症状出現，某病院の受診，入院精査したが，異常を認めないため，心療内科へ入院となる。

〈転科時現症と臨床検査〉BMIは10.6 標準体重比は－50％。高校卒業後約8年間某会社の事務員として勤務し，その後転勤している。交際は広い方ではな

いが，人間関係も特に問題なくこなしている。父親は2年前に死亡したが患者にとっても重要な存在であり，家庭内の葛藤は特に目立たない。

入院中売店の食べ物を万引きしてつかまったことがある。

神経性食欲不振症の中核的症例である。このような病状を有している場合の基本立場は慢性の病状であることを認識することになると考えている。したがって身体面の改善を主目的にした治療をおしすすめると，治療中は体重は増えるが，退院後しばらくしてまた元の状態またはさらに悪い状態にもどってしまう。治療抵抗性のものが多い。理由は人格特性が症状形成に関連していることが多いためと考えられる。人格特性は簡単には変容できないからである。

以上5症例を概観した。神経性食欲不振症の拒食の病態が特異のため眼をうばわれ，治療も体重減少に集中しがちであるが，合併している心理面の病態評価は治療の方向性の決定に重要であることを示している。むしろやせよりは心理病評価の方が治療の方向性により貢献している。

8. 小児肥満から発病に至ったケース

神経性食欲不振症はボディーイメージの障害により，やせていてももっとやせたいと，いうなれば考え違いが病期の姿であるが，肥満を解消する合目的経過の中でボディーイメージ障害をも存在する典型的神経性食欲不振症ができあがっていく。肥満の解消が摂食障害につながった症例[41]を示す。

〈症例〉12歳，女児

もともとふっくらした体型であったが，小学校3年生頃から学校や両親から"太っている"といわれ，気にするようになった。小学校5年生のとき身長150cm，体重52kgにて肥満児の集団養護教室へ入学した。1年後体重は43kgとなり，6年次の4月より地元の小学校に復学した。しかし，その後も食事摂取が不良で，体重は減少を続け，半年後には34kgとなった。そのため，当科を紹介され受診した。初診の2週間後，体重はさらに減少し32kgとなり，著明な脱水症状を認め，当科に入院となった。

患児は，軽度の小児肥満児への肥満の集団治療が患児の強迫的傾向・完全主義の性格，および肥満恐怖と結びついて摂食障害の強化因子となったと考えら

れた。

　肥満の治療にあたっては，患者の人格特性にも配慮して，摂食障害を誘発しないよう配慮することも必要であることが示唆される。

9. Binge-Eating Disorder の概要

　近年、特定不能の摂食障害に分類されていた患者群の中で Binge eating を主症状とする患者が注目され，DSM-Ⅳでは研究用基準案として Binge eating disorder が記載されている[6]。

　Binge eating はむちゃ喰いや気晴らし喰いと日本語訳されることが多い。しかし，言葉のイメージから病態に先入観が与えられてしまうことを避けるため，中島[42]は Binge eating という語のまま日本でも用いることをいち早く指摘している。

　これは Binge eating を主症状とする疾患概念で，'大量の食物を区切られた時間内に摂取すること'，'食べている（Binge eating）間は食べることをやめたり，どのくらい食べるかということについてコントロールできないこと' が特徴である。そして，少なくとも6ヵ月の間週2回以上 Binge eating があり，Binge eating が明らかに苦痛となっていて，Bulimia Nervosa の経過中には起こらず，体重増加を防ぐために薬物を用いたりはしない，というのがこの疾患の診断基準の概略である。

10. Binge Eating ということ

　Binge eating は「むちゃ喰い」や「気晴らし喰い」と訳されることが多い。しかしむちゃ喰いや気晴らしという語感に引きずられてはいけない。binge eating の病態はパージングをしない過食のため肥満する病態という理解がもっとも近い。

　McCann ら[43]は過食する人々をパージングを示す群（自己嘔吐や下剤乱用をする人々）とパージングを行わない群（自己嘔吐や下剤乱用をしない人々）に分けて比較した。それによると，パージングしない人々はする人々に比べ，大うつ病や，パニック障害の合併が少なく，神経性食欲不振症の既往も少なか

った。また半構造化面接による人格検査で，自己愛性障害，境界性人格障害が少なかった。Mitchellら[44]は理想体重の130％以上の25名と90〜110％の25名を比較した。その結果では，肥満者ではbinge eatingと嘔吐の頻度は少なく，より利尿剤を用い，自傷行為や自殺企図が多く認められた。

またMcCannら[43]は，binge eatingのある肥満者と，パージングをする正常体重の過食者の比較では，正常体重のパージングする過食者の方がより感情障害の頻度が高いと報告している。つまりパージングをせず肥満を呈する群はパージングを主症状とする神経性過食症とは心理像が異なることを示唆している。

Zwaanら[45]は1992年にbinge eatingをする肥満者の臨床的特徴についての文献調査を行っている。binge eatingのある肥満者はbinge eatingのない肥満者に比して早く発症し，より早くダイエットをはじめ，体重についてより早く気にしはじめ，過去に著明な体重減少をきたしていることが多く認められたとした。

肥満者の中でbinge eatingするものは，binge eatingしない肥満者に比して食行動や体重に関する病理，精神病理がより多く，異なったサブグループを形成していると結論している。

このように，binge eatingを主症状として，パージングをしない一群の患者が注目されつつあるが，それをDSM-IVの摂食障害の診断基準では研究用基準としてとりあげられている。反対する者もいる。Fairburn[46]は，binge eatingする患者についていまだ情報が少ない段階では「特定不能の摂食障害」という広い枠の中で研究を進めた方が良いと主張している。今の段階で疾患概念として確立しうるものかどうかについては議論があるが，肥満者の中にも摂食障害としてとらえた方が，治療上有用である場合があるという認識は重要である。

11. 肥満だった症例の診断上の問題点

標準体重に比較して＋40％と元に肥満傾向を有していた神経性食欲不振症の症例を診断するうえで，診断基準を用いての操作的診断では病態は摂食障害であるが，体重規制がはずれてしまう場合がある。

〈症例〉17歳，女性，高校3年生
〈経過〉症例は中学時代は肥満傾向で友達からも肥満を指摘された。高校入学時の体重は78kgで，標準体重の＋40％であったが，テニス部に入り，1年間で70kgまで体重は減少した。高校2年になり，友達と同じように，自分もオシャレがしたくなり既製品の服がきれるように痩せようと決心し，食事制限を開始した。2カ月で70kgから58kgまで減量し，標準体重の＋4％となり，体重的にはほぼ標準的になったが，その後もやせ願望は持続し，食事制限を続けていた。しかし体重はそれ以上減少せず，ほぼ一定したままだった。同年12月下旬，原因不明の激しい下痢が続き食欲も低下した。1月に大腸カタルの診断のもとに投薬を受け，下痢は改善したが，食欲不振は持続し体重も徐々に減少した。体重を減らすために無理して食事制限をしなければならなかったが，食欲不振によって楽に体重が減っていくことを内心喜んでいた。2月頃より，母親に菓子を作って食べさせたり，母親と言い争うことも多くなった。また，水をたくさん飲み自己嘔吐も何回かした。学校はほとんど休まずに登校し，勉強にも身が入っていた。しかし，2月より生理が消失し，脱力感，手足の冷感も出現し，体重も47kgまで減少し続けたため当科を紹介，受診した。

〈受診時現症〉BMIは17.9で標準体重の－16％であった。血圧は106／72mmHg，脈拍数は毎分64回，整。

臨床検査では甲状腺ホルモンは低値を示し，基礎代謝も－23％と低下していた。

本例では，元の体重を高校入学時とすると，食事制限後の体重の割合は－

表10 体重に対する各criteriaの考え方と問題点

A.	厚生省の診断基準	標準体重の－20％以上のやせ
B.	DSM-Ⅲ Feighner	もとの体重の－25％以上のやせ
C.	DSM-Ⅳ	正常体重の最低限以上であることの拒否 （例えば，期待される体重の－15％以上のやせ）

26％，外来受診時の体重の割合は－40％となり，著しいやせを示した。

やせ願望については，肥っている女性がやせ願望をもつことは正常の連続線上にあることを中井ら[45]も指摘しているが，本例のように，下痢に伴う食欲不振時に体重が減少するという病態を喜ぶという心理は，肥満者の正常心理としてのやせ願望からは逸脱したものであると考えられた。

GarfinkelとGarner[49]は神経性食欲不振症の病因として，女性にスリムなスタイルを要求する社会文化的背景を重視し，さらに，やせた身体に強い関心を持つ女性が本症になりやすいことを報告しているが，本症例も肥満の指摘や「太っているから何を着ても同じ」と言われたことは，やせに強い関心をもたせる1つの誘因となったと考えられた。

本例では，神経性食欲不振症に特徴的な症状を認め，肥満を指摘された後意識的に節食を行うようになった誘因があった後，やせ願望に基づく病態が3カ月以上も持続しており，臨床的には神経性食欲不振症と診断できる。

しかし，日本で広く用いられている厚生省・神経性食思不振症調査研究班の診断基準に照らし合わせてみると，本例では元の体重からの体重減少率は高値でありながら，標準体重に比較すると－16％となり，診断基準の体重項目「標準体重の－20％以上のやせ」には該当しない。体重項目を除けば，神経性食欲不振症の診断基準に該当するにもかかわらず，この体重項目を必須項目としているため，神経性食欲不振症の診断に合致しないことになる。

標準体重に対する比率で表す体重減少率により評価する体重基準では，本例のように元に肥満を有する場合に神経性食欲不振症の診断が下されないことになってしまう。

一方，FeighnerおよびDSM-Ⅲ診断基準の体重項目「元の体重の25％以上のやせ」では，発病前の元の体重に対しての比率で体重減少度を評価している。この診断基準では，本症例を診断するにあたり，元の体重の定義が問題となる。最も太っていた高校入学時なのか，やせ願望が出現する前のどちらを使うべきか明確にはできないが，本例の場合，いずれの時期においても25％以上の体重減少はみられ，この体重基準を満たしている。

本症では発症直前に一時的に体重が増加する例があったり，患者の陳述が不明確で元の体重を正確に定めがたく客観性が乏しいことが指摘されているが，元に肥満傾向を有する本症を診断する上では，DSM-ⅢやFeighnerの診断基準

のように，発病前の元の体重に対しての比率で体重減少率を評価する体重基準が適切であることがわかる。

また，DSM-ⅢおよびFeighnerの診断基準では，やせ度の数値指標として「25％以上のやせ」としているが，厚生省の診断基準では，広く周辺の症例を含めてアプローチした方がよいとの考え方や，早期に受診した症例ではまだそれほどやせていない症例もあるので，やせ度の数値指標を「20％以上のやせ」と定めている[36]。しかし-20％としても基準を満たさない症例が厚生省の疫学調査では7.7％認められている。本症例も標準体重に対し-16％のやせであったが，体重基準のやせの数値指標を軽減も必要と考えられた。やせ度の数値指標は，DSM-Ⅳでは，15％以上の体重減少とさらに軽減されている。このDSM-Ⅳの神経性食欲不振症の診断基準の体重項目では，従来診断基準に記載されていたやせ度を規定する数値基準が削除されており，「正常体重の最低限以下のやせ」と規定されるのみで，「15％以上の体重減少」というやせ度の数値指標は，あくまでも便宜的に実例として記載されるにすぎなくなっている。すなわち，DSM-Ⅳのように体重減少度を軽減し，しかも数値基準より「やせ」という病態を重視した診断基準を採用すると，元に肥満があっても，明らかに「やせ」という病態（元の体重からは-40％，標準体重からは-16％の体重減少）を呈した本症例を診断する上での問題はなく有用である。

したがって，神経性食欲不振症の診断基準においては本例の経験から，標準体重に対する比率で表す体重減少度により評価する体重基準では，元に肥満を有する神経性食欲不振症の診断を検討する上で適切と考えられた。

さらに，DSM-Ⅳのように体重減少度を軽減し，しかも数値基準より「やせ」という病態を重視した診断基準が，神経性食欲不振症診断基準の体重項目に関しては，本例および本例と類似した患者診断上，適切と考えられる。

12. 肥満児として治療を受けたケース

小児の肥満も小児成人病などの観点から問題として注目され治療を勧められる場合も多く，一般病院での食事療法や運動療法を中心とした治療[49]をはじめとして，さまざまな治療が試みられている。本例は学童期に発症し，治療抵抗性であり，肥満の集団治療が発症に先行した神経性食欲不振症を発症したケ

ースである。

〈症例〉12歳，女児
〈現病歴〉1年前の4月，身長150cm・体重52kg BMI 23.1の時点で肥満児・喘息児の集団養護教室へ入学した。養護学校での肥満治療が奏効し体重が1年後に43kgとなったため，地元の小学校へ復学した。

復学後の5月頃より食欲低下が出現し，体重も43kgより同年9月には34kgと減少した。そのため同月近医小児科を受診し心療内科へ紹介入院となった。

家族は両親が共働きで，母親が仕事で忙しかったため，小学校の頃から炊事，風呂洗いなど手伝いをしていた。このように姉的役割行動を常に行い，また几帳面，完璧主義といった面があった。母からみて手のかからない良い子であった。

体重は，もともと保育園の頃からふっくらした体型で，小学校3〜4年生頃からときどき学友や両親より太っているといわれていた。小学校4年生頃より太っていることが気になりだした。

養護学校入学の経緯は4年生のときに学校で肥満児・喘息児の集団養護教室のパンフレットをもらい，試しに遊びにいってみたところとても気に入り5年次より，同教室にて寄宿生活を始めた。

母によると食生活については，養護教室在学途中から食事量は少なく，それを実際より多く申告していた。

〈入院時現症〉身長152cm。体重32kg。

本症例は，11歳の時点で150cm，53kgであり，単純に小児として肥満度をみれば＋20％以上であり肥満の治療行為自体を陰性評価はできない。楠の経験[50]でも，小児肥満の指導効果や長期予後は肥満度20％台（軽度）のうちにスタートした例がもっとも予後が良好であると指摘している。しかし，本例において発症の背景を考えるに当たり（図6），患児が有しているような強迫的傾向，完璧主義といった性格が，隠されたやせ願望ないし肥満恐怖と結びついた場合に，肥満の集団的治療の場ではやせを求める行為が正当化されやすく，それらはやせを求める行為のきわめて強い強化因子となったと考えられる。本例では，1年間，患児のやせ希求が正当化されやすい場で生活しており，強迫的に不食を徹底する行為が強化されたことが治療抵抗性の一因となったと思わ

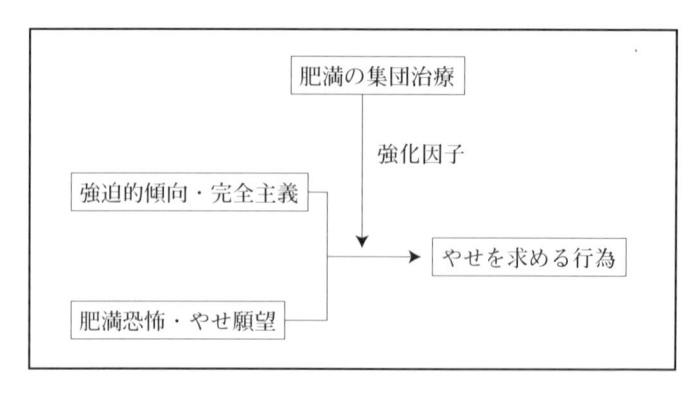

図6 本症例における神経性食欲不振症の発症の背景

（肥満の集団治療 → 強化因子）
（強迫的傾向・完全主義、肥満恐怖・やせ願望 → やせを求める行為）

れた。

　小児肥満児の人格特性について楠ら[51]が調べた研究によると，肥満児には消極的で，情緒不安定に陥りやすく，社会適応性の少ない性格の子どもが多いとされている。また，松岡ら[52]は，内向的，非活動的，集団への参加度に乏しい，不適応，情緒不安定，幼児期に親への依存度が強いなどと指摘している。

　一方，神経性食欲不振症の特徴としては，肥満恐怖，やせ願望，強迫的傾向，完全主義などが一般に知られている。富田ら[53]によると，小児神経性食欲不振症児は，「生来の性格として表面的に穏やかでやりやすい子とみられているが，芯は頑固できわめて几帳面で，かなり完全癖や強迫的なところがある。過剰適応的。」であると述べている。肥満[54,55]と神経性食欲不振症[56]では家族関係や，食卓事情に問題がある場合もあるなどと共通した点も存在する。

　神経性食欲不振症の人格特性を呈する児に戦略的に肥満の治療を行う場合には神経性食欲不振症を発症させやすい危険性があることが示唆される。

　したがって，肥満児の治療を行う際には患児の人格特性を把握し，強迫的な性格傾向を有する患児には神経性食欲不振症の発症を留意しながら治療にあたる必要があると思われた。

　学童期に発症した治療抵抗性の神経性食欲不振症の症例を経験した。本症例の難治因子の一つにやせ希求の正当化されやすい肥満治療の場での集団生活があったと考えられた。本例にみられるように，強迫的傾向を有する者に対して

の肥満の治療は，神経性食欲不振症の誘因ないし強化因となり得るため，配慮を要することが示唆された。つまり社会がやせている女性の是とすればある要素をもった一群は神経性食欲不振症の発症へ向かってうごくことになる。テレビ業界やファッション業界が理想的と考えるタレントをつくり上げると必要的に一定の割合で疾病が生産されていく可能性を知る必要がある。

Ⅳ. 神経性食欲不振症の身体合併症

　神経性食欲不振症はさまざまな身体合併症が知られている。やせにともなう身体的変化は激烈なためしばしばこれまで経験例と症例報告をしてきた。また東邦大学で治療するケースのほとんどが，成書に述べられている入院適応をはるかにこえた状態のもので，高度の徐脈，肝機能障害，腎機能障害などである。ここでは当科で治療し症例報告されている吐血を合併した症例，腎機能障害を呈した症例，そして過食後に急性胃拡張を呈した重症例を示す。

1. 神経性過食症の身体的合併症

　神経性過食症は一般に考えられているより身体的合併症は多い。しばしば認められる身体的所見としては吐きだこと呼ばれている右手背部の瘢痕化，唾液腺腫脹，そして虫歯である。また臨床検査においても最も一般的は所見は低カリウム血症と代謝性アルカローシスなどの電解質異常と血中アミラーゼの上昇

表11　神経性過食症の身体的合併症

1) 歯科
　　虫歯

2) 皮膚
　　右手指の仮骨化、瘢痕化

3) 消化器系
　　唾液腺腫脹
　　食道穿孔
　　胃破裂
　　膵炎
　　便秘
　　出血

4) 縦隔
　　縦隔気腫

5) 心血管系
　　低血圧症

6) 内分泌系
　　低血糖症
　　生理不順

7) 電解質異常
　　脱水
　　アルカローシス
　　低クロール血症
　　低カリウム血症
　　アシドーシス
　　低ナトリウム血症

である。まれな合併症としては下剤乱用によるミオパチー，食道破裂，縦隔気腫などが知られている[68]。

2. 吐血を繰り返す神経性食欲不振症の 1 例

　摂食障害は慢性的な低栄養状態や，過食，嘔吐による物理的，生化学的両面の刺激によって，消化管に影響を与える。
　吐血を繰り返し，重症の貧血で入院するというエピソードを繰り返し起こしている症例について述べる[57]。

〈症例〉26 歳，女性。
〈病歴〉4 年前，寝たきりの祖母の世話，家事などで疲労が重なった頃より嘔吐が始まった。祖母が死亡してから食欲不振となり，その後，より過食，嘔吐を繰り返している。体重は 47kg から 38kg に減少。無月経となり，近医に精査入院をし，軽度の膵炎を指摘されたが，治療の必要はないといわれていた。
　退院後も症状は続き，2 年前には 30kg まで減少。その頃より吐物に血液が混じるようになり，吐血をきたして近医に緊急入院となった。内視鏡検査が行われ，限局した出血源は不明であったが，出血性胃炎の所見を認めた。入院すると吐血，嘔吐はおさまり，退院してしばらくたつと再び吐血し，重症貧血を呈し，入院の上輸血による加療を行うという経過を繰り返している。
〈内視鏡所見〉前医入院時に行われた内視鏡所見では胃粘膜は貧血様で，胃内に黒色の凝血塊を認めた。また，胃体部―前庭部にかけて，点状出血が散在。食道には EC-junction に明らかな亀裂や潰瘍は認められず，また食道ヘルニアも認めなかった。これらのことから消化管の出血は胃粘膜からのものと考えられ，出血性胃炎と診断された。
〈入院時現症〉身長 150cm，体重 30.8kg（－32％）。体温 37.4℃，脈拍 88／分 整，血圧 88／50mmHg。眼瞼結膜は貧血様。腹部は心窩部に圧痛を認め，肝を 1 横指触知した。
〈入院時検査所見〉（表 11，12）血液検査では，白血球減少と小球性・低色素性の貧血を認めた。凝固能は異常なし。骨髄検査では，有核細胞数および骨髄巨核球の減少を認め，低形成状態であった。

生化学検査では，低蛋白血症，低カリウム血症を認め，血清鉄は低値であった．尿一般，沈査所見，異常なし．便潜血なし．

〈入院後経過〉入院後，本人は嘔気，嘔吐はないと語り，食事も1,600kal常食をほぼ全量摂取していると，主治医や看護婦に報告していた．にもかかわらず，体重は31kgから28kgへとむしろ減少していった．

入院経過中，吐血，binge-eatingは認めなかったが，アミラーゼ値の上昇，代謝性アルカローシスおよび低カリウム血症の持続などの検査所見より，頻回の嘔吐が強く疑われた．また，点滴，高カロリー輸液に対して，拒否的であり，活動性の亢進傾向も認められた．体重増加に強い抵抗があることがあり，体重コントロールのための嘔吐習慣の存在がうかがわれた．

摂食障害の合併症について，腎不全や急性胃拡張の症例などを経験し，合併症の多様さや重要性について認識をしてきている．本例の特徴は，出血性胃炎を合併して吐血を繰り返し，さらに重度の貧血に陥るという経過をとっている点である．

貧血については，体重コントロールのために，嘔吐が習慣化しており，低栄養状態を保っているので，骨髄低形成による貧血に陥っている．そこに消化管病変を合併し，吐血をきたし，さらに貧血が増悪するという経過である．一般には，吐血後の鉄欠乏性の貧血では，骨髄は代償性に働き，過形成の状態になるといわれている．しかし，本例は長期の低栄養状態にあるため，骨髄の反応が起こらず，輸血でなければ改善しないほどの貧血状態に繰り返し陥ることが考えられた．

消化管出血のメカニズム

次に，急性出血性胃炎を含む急性胃粘膜病変の成因として，これまで，ストレス，薬物，飲食物，などさまざまなものがあげられている[58]．摂食障害と出血性胃炎の関連について述べた報告は少なく，発症メカニズムについて明らかにされてはいない．しかし，本症においても，過食時の胃の過伸展による血流障害，嘔吐時の胃内圧の亢進，胆汁酸の逆流や，低栄養状態などが成因としてあり，発症にいたることが予測された．

摂食障害の消化管合併症として，急性胃粘膜病変のほかに食道炎，食道破裂，Mallory-Weiss症候群，胃破裂，などの疾患があげられている[59]．過食，嘔吐という食行動異常や，低栄養状態をともなう摂食障害患者は，消化管疾患には

表12　検査所見

(血液)			(骨髄)	
WBC	2000	/cmm	NCC	19400/cmm
RBC	282×10^4	/cmm	NEG	42/cmm
Hb	7.6	g/dl	Erytbroblast	23.2%
Hct	22.7	%		
Plt	20.9×10^4/cmm			
PT	11.4s (11.5)			
aPTT	36.2s (28.4)			
Fig	238mg/dl			
HPT	95%			

(生化学)					
BS	75 mg/dl		TP	6.2 g/dl ↓	
Na	143 mM		Alb	3.3 g/dl ↓	
K	3.0 mM	↓	T-Bil	0.3mg/dl	
Cl	106 mM		BUN	6 mg/dl	
HCO^3	32.9 mmol/L ↑		Creat	0.7mg/dl	
			GOT	19 mU/ml	
Fe	20 μg/dl	↓	GPT	10 mU/ml	
TIBC	399 μg/dl	↑	Amy	354 mU/ml	
			TC	124 mg/dl	
CRP	(−)		TG	99 mg/dl	

(尿) glucose(−), protein(−), sediment. n.p.
(便) occult blood(−)

ハイリスクである。

　しかし，摂食障害に関連した症例で，消化管合併症の文献は少なく，頻度についてはHall[60]やCullar[61]らは比較的高率であると報告している。

　これまでに症例が少ない理由については，吐血の背景因子として，嘔吐習慣を見いだすことは難しく，行動異常を隠す傾向が認められるので診断が困難であり，消化管疾患のみの症例として治療されていることが考えられる。しかし一方，行動異常による消化管への侵襲はあっても，発症にいたるものは少ない可能性もある。

3. 後腹膜気腫の1例

 数年にわたり吐血を繰り返し,重症な貧血をきたしている症例を経験し,摂食障害の1合併症として,吐血の存在を再確認した。また,食道―胃接合部の粘膜病変であるMallory-Weiss症候群も知られており,さらに食道破裂を呈し後腹膜気腫を合併した神経性食欲不振症の1例も経験した[62]。

〈症例〉17歳の女子高生。
 摂食量の減少・体重減少を主訴に当科初診。精査・加療目的で入院としたが,腹部単純X線写真にて後腹膜気腫を認め,精査の過程で食道破裂が診断された。保存的治療の方針として21日間絶飲食とした。後腹膜気腫が改善し,食道破裂も治癒したとの判断で食事を再開したところ,後腹膜気腫が増悪したため,再び29日間絶飲食とした。その後経口摂取を再開し,入院86日目に退院となった。

4. 過食により死に至った例

 縦隔において注目すべき合併症は縦隔気腫で,神経性食欲不振症に多いとされているが,神経性過食症においても報告されており,しばしば皮下気腫も合併する。防止には急激な過食とそれに伴う嘔吐を止めさせるしかない。しかし,過食とそれに伴う繰り返す嘔吐は病気の本質であるため対症的治療は困難である。対応としてはパージングは人によっては身体的には生命にかかわる非常に危険な行為であることを患者に知ってもらうべきである。また過食後の嘔吐が習慣化し,かつ強い罪悪感を伴うことが多いことから,後始末としての口腔内洗浄はおっくうになりがちであるが,合併率の高い虫歯への対策としては歯みがきなどの口腔内洗浄が唯一のものである。
 また過食後急性胃拡張から死亡に至ったケースを示す。

〈病例〉28歳,女性,意識障害を主訴に救急入院をした。
 発症は高校2年の夏に体重55kgからダイエットを行い,27kgまで体重減少

したが嘔吐が習慣化したため，21歳時当科に2ヵ月間入院加療した．入院加療にて自己誘発性の嘔吐習慣も軽快したため退院し，職場へ復帰したが，転職を契機として再び増悪を呈した．以降寛解増悪をくり返し入院2ヵ月前には体重23kgまで減少していた．夜間入眠後，いつもと様子が違うのに母親が気づき当院へ救急車にて来院した．

〈救急入院時現症〉BMIは10.0，血圧触知不能，意識レベル300，対光反射(＋)，自発呼吸微弱なるも時に30秒程度の無呼吸を認めた．

救急時検査所見：表15は救急外来来院時のデータで，BUNが75mg／dlと異化の方向を示していた．その他GOT，GPT，ALp，LDHが高値を示し，さらにアミラーゼも1,466mU／mlと高値を示し血糖値は25mg／dlだった．

〈入院後経過〉入院後，全身状態は順調に改善を示し，23kgだった体重も31kgとなり，食事も1,800kcalの病院食が摂取可能となり，その後の観察でも嘔吐は認められなかった．本人も「今回は以前とは違う私になれそうな気がする」と積極的に治療セッションにも参加し，過去のつらかった体験からぬけ出しつつあるかに見えた．

表15　入院時検査所見

末梢血			尿検査	
WBC	$4.5 \times 10^3/mm^3$		pH	5.0
RBC	$3.48 \times 10^6/mm^3$		糖	(−)
Hb	10.4 g/dl		蛋白	(−)
Ht	31.5%		潜血	(−)
Plt	$384 \times 10^3/mm^3$		アセトン	(−)
生化学				
TP	6.2 g/dl		LDH	385 mU/ml
Alb	3.7 g/dl		AMY	1466 mU/ml
BUN	75 mg/dl		CPK	145 mU/ml
Creat.	1.0 mg/dl		Glu	25 mg/dl
GOT	279 mU/ml		Na	139 mmol/l
GPT	66 mU/ml		K	4.8 mmol/l
ALP	98 mU/ml		Cl	104 mmol/l
胸部 XP：CTR＝43%				

しかし，貪食（binge-eating）の衝動には勝てず，入院60病日の夜間，大量の摂食を行った。大量の摂食後約4時間，強い腹痛を訴えたため診察したところ，腹部所見は板状硬で腹膜炎が疑われた。ただちに腹部単純X線写真を行ったところ，腹部全体が食物残渣に満たされた胃で占められていることが判明し，過食による急性胃拡張と診断した。ただちに胃内容物を除去するため胃洗浄用のゴムゾンデの挿入を試みたが，食道胃接合部チェックバルブとなり挿入が困難であった。生食にて少量ずつ洗浄を行っているうち，ひと固まりになっていた内容物があたかも岩山が崩れるように少しずつではあるが，洗浄生食とともにゾンデから流出するようになった。約2時間，40ℓの生食による洗浄を行い，ほぼ内容物の除去が完了したため，洗浄を中止し，以後全身管理に入った。しかし，翌日より尿量が減少し，血圧も60から80mmHg台となり，昇圧剤にも反応せず，ショック状態からの離脱ができないまま，過食後7日後に死亡した。

剖検時の主要所見は腎の乳頭壊死，胃粘膜の表面にはびまん性気腫嚢胞が多数存在し，粘膜の断裂および粘膜壊死が認められた。

このケースは約13年間寛解と増悪をくり返してきた神経性食欲不振症のdysorexic typeと判断される。入院時の主訴となった意識障害は低血糖（25mg／dl）が原因となっていた。低血糖によって死亡した神経性過食症事例はFerguson[63]によって報告されており，さらに神経性過食症における耐糖能や血糖，インスリン動態に異常が認められる例も存在することも知られている[64]。したがって速やかな救命的処置が重要となる。通常低血糖症は神経性食欲不振症の合併症として注目されているが，神経性過食症の合併症としても重要である。したがって神経性過食症で意識障害を呈した場合は薬物の大量服用とともに低血糖を鑑別診断として想起することが大切である。

また本症の過食のエピソードに関して最も示唆に富む重要な病態は，本患者を死に至らしめた過食による急性胃拡張である。本症例は死亡後の病理解剖によって腎・乳頭壊死が確認されていることから，急性胃拡張により，腎血流量が減少し，ショック腎を呈したものと予測される。

胃破裂を伴った急性胃拡張についてはSaulが文献的に11の症例をまとめている。その中の彼らの経験した症例では，噴門部が閉塞し，減圧のためのチューブの挿入に失敗したケースを報告し，さらに報告例は胃の塞栓と穿孔によっ

て不可逆性ショックを呈して死亡したとしている。本症例においても腹部全体を満たすような内容物に満ちた胃をX線写真およびエコー所見にて確認し，胃洗浄用チューブを胃内に挿入し，洗浄を試みたが，チューブ挿入までに多大な労力を要した。これから見てもこの病態はSaulらが経験した噴門部閉塞の事例と同様の病態を呈したものと考えられる。したがって患者自身にとっても通常は過食後の嘔吐によって食物を体外へ排出することが可能であったが，あまりの急性胃拡張をきたした場合，噴門部は物理的に閉塞してしまう。このような噴門部閉塞を生じるほどの食物を患者が自己嘔吐できなくなるまでに過食を行ったかは，患者の病態の悪化のため詳細に問診し得なかったので，推測の域を出ないが，以下のことが考えられよう。洗浄によって排出された食物残渣を見ると大量の海藻類が存在していた。摂食障害の患者はカロリーの低い海藻類を好んで食するが，海藻類は長時間水に浸されていると体積が大きく膨れ上がることもよく知られている。したがって患者の胃内容物の体積は患者が食した以上に，また患者の予測をはるかに超えた量に増大したものと推測された。過食によって死亡することはないと考えられるかもしれないが，このような経過をふむと死に至ることがある。

5. 腎不全を合併した例

　症例は頻回な嘔吐による低カリウム血症と代謝性アルカローシスから脱水と，低カリウム血症から腎不全を呈し，腎機能障害を残したケースである[65]。

〈症例〉26歳，男性の会社員で，主訴は失神発作，テタニー症状である。

　高校1年頃より，学校へ行こうとすると腹痛，嘔気があり，高校3年頃より食べては嘔吐することを繰り返していた。その間，数回入退院を繰り返していたが，再来院半年前頃より，現在の仕事に就いた。仕事は多忙ではあるものの初めて任された仕事であったため，必死に頑張っていた。就職後も食後の自己誘発性嘔吐は続いていたが，「病院に頼りながら生きていくことは自分に負けることだ」と思い，通院はしなかった。

　数週間前頃より階段を上っている時急に気が遠くなり階段から落ちてしまったり，入浴後も数回失神した。また仕事で車を運転している途中で急に手指が

硬直しねじれてしまったり，急に足の力が抜けてしまったりもした。入院前日，車を運転中急に足の力が抜けてしまい追突事故を起こし，来院即日入院となった。

救急来院時現症はBMI（標準体重の−29％），血圧128／80，脈拍84／分整，心肺異常なし，腹部平坦かつ軟，四肢浮腫なし。

救急時検査の特記すべき所見はBUN 63mg／dl，Creat 9.9mg／dlと著明な腎機能障害を呈し，電解質はK 2.5mMとやや低値を示している。Clは60mMと驚くべき低値であり，血液ガスは7.633と著明なアルカローシスを示し，$PaCO_2$は58.1mmHgと代償性に上昇を示した。HCO_3^-は61.4mmol／l，BE＋35.8mmol／lと代謝性変化を示すデータが得られた。

入院後著明な低クロール血症，低カリウム血症，代謝性アルカローシスを呈していたため，電解質の補正を行った。

その後の輸液管理と病院での腎不全食の摂取により順調に回復していった。しかし，GFRは20ml／min程度までの回復で止まり，腎機能障害は残存した。なお，腎エコーで腎嚢胞性線維症（cystic fibrosis）は認められていない。

電解質異常について

約10年間にわたって嘔吐症状の寛解と増悪を繰り返していた患者さんである。「病院に行くことは病気に負けることだ」という思いこみから入院前6ヵ月間検査を受けずにいた時期に腎機能障害の進行と電解質バランスの増悪が起こり，著明な低クロール性のアルカローシスを呈していた（gastric alkalosis）。

喪失量が増して体液量が減少するとHCO_3^-の上昇，アルドステロン分泌亢進を生じ，さらにアルカローシスを悪化させるとともに低カリウム血症も増悪させている。

腎機能障害・電解質異常についての検討

神経性食欲不振症における腎障害に関してはBUNの上昇は30〜60％の症例で見られると報告されている[66]。神経性食欲不振症のBUNの上昇は脱水，電解質異常，体蛋白崩壊などの腎前性因子が関与すると考えられており，一般的には治療開始後BUNは正常化するとされている。しかし本例のように慢性の嘔吐によってクレアチニンの著しい上昇を伴い慢性腎不全へ移行した例はRussell[67]らの1979年の報告はあるがきわめてまれな1例と考えられている。本例においては入院前より慢性的な嘔吐があり，入院中にも嘔吐の頻度と並行

して低K低Cl血症が認められ，同時にBUNが63mg／dlにまた，Creは9.9mg／dlへの上昇も認められた。このことより本例は食行動異常に基づいた慢性的な嘔吐による低K低Cl性アルカローシス，および脱水が腎機能低下の最も大きな要因と考えられた。

低K低Cl性アルカローシスは長期に及ぶ嘔吐や下痢，および利尿剤や下剤の乱用において認められるpseudo-Bartter症候群としての病態である。この病態が長期に蔓延することにより低K性腎症としての腎糸球体，間質，尿細管における病理学的変化を伴う腎障害に至ることが知られており，本症例では長期に蔓延した慢性的な自己嘔吐による低K性腎症と脱水によって腎機能が低下したと考えられた。

臨床的には低カリウム血性腎症は初期には腎濃縮力の低下が著明となる。組織学的には主として尿細管に限局し，上部尿細管における著明な空胞変性および下部尿細管，特に集合管における硝子様変性あるいは空胞変性像が特徴であ

表16　入院時検査所見

末梢血		血液ガス	
WBC	$5.3 \times 10^3/mm^3$	pH	7.633
RBC	$2.91 \times 10^6/mm^3$	$PaCO_2$	58.1mmHg
Hb	9.9 g/dl	PaO_2	88.4mmHg
Ht	28.7 %	HCO_3^-	61.4mmol/l
Plt	$271 \times 10^3/mm^3$	BE	+35.8mmol/l
生化学		尿一般	
TP	8.0 g/dl	PH	9.0
Alb	4.6 g/dl	糖	(−)
BUN	63 mg/dl	蛋白	(+)
Creat.	9.9 mg/dl	潜血	(2+)
GOT	18 mU/ml	アセトン	(−)
GPT	7 mU/ml	ビリルビン	(−)
AL-P	70 mU/ml	ウロビリ	(±)
LDH	223 mU/ml	浸透圧	327mosm/kg
AMY	1237 mU/ml		
Na	133 mM		
K	2.5 mM		
Cl	60 mM		

表17 代謝性アルカローシスの臨床症状

1) 心血管系
   不整脈、ジギタリス薬の感受性亢進
   低K血症による影響
   低血圧症

2) 呼吸器系
   換気減弱　高CO_2血症の増悪
   　　　　　低O_2血症

3) 筋・神経系
   筋の興奮性の亢進
   テタニー
   けいれん
   意識障害
   せん妄

4) 代謝系
   低K、低P血症による影響
   イオン化Ca減少の影響
   組織呼吸の低下
   乳酸産生の増加

る。さらに電顕では，尿細管におけるヘンレループでの基底膜はK欠乏により肥厚し，線維性の組織変化を呈する。尿細管の病変が進行すると糸球体濾過量（GFR）や腎血流量（PRF）の低下もきたすとされている。したがって本例の場合は，病初期は低クロール性代謝性アルカローシスを主体にして低カリウム血症を合併していたが，アルドステロンの関与により病態は低カリウム血症にさらに強化され，ついには低カリウム血性腎症を合併するに至り腎不全へと移行していったと考えられる。すなわち神経性過食症の約1/4に認められるとされている代謝性アルカローシス，低クロール血症，低カリウム血症が長期に持続した場合，腎不全へ移行する症例はまれであるが，自己嘔吐が腎機能低下の原因など増悪因子となることが示唆された。

　この症例が示唆することは神経性過食症患者は腎機能についてもリスクをしょっており，経時的な身体面の検索が必要なことを示している。

　その他にビタミンK依存性の凝固因子の欠乏による出血傾向を示した症例

の報告や筋・骨格系では下剤，利尿剤乱用で起こる低カリウム血症によるミオパチー，腎では低カリウム血性腎症の合併が知られている．対応としては速やかに原因を同定し，ビタミンKやカリウムなど欠乏した物質の補給が重要である．しかし，速やかに対処するためにはこれら神経性過食症で起こり得る身体的合併症を治療者がよく知ることが必要である．

神経性過食症では過食後に内科的または外科的救急検査および処置が必要な場合があること，経過観察時は特に電解質異常には注意すべきであり，時に血液ガス分析も必要である．摂食障害では心理面の治療と同様に内科的な合併症の管理は嘔吐による胃液喪失があるため重要である．

6. 逆流性食道炎の合併例

神経性過食症では頻回の自己嘔吐により逆流性食道炎を合併しやすいことが報告されている[69〜71]が，神経性食欲不振症には重症の逆流性食道炎は合併しにくい．神経性食欲不振症の治療経過中に胸やけや心窩部痛を訴え，内視鏡検査にて重症の逆流性食道炎を認めた．この症例では食道炎の症候が神経性食欲不振症の不食や摂食恐怖の増悪因子と考えられる[72]．

〈**病例**〉18歳，女性．

高1の秋頃に友人から太ったと言われたことをきっかけにダイエット開始（ダイエット前の体重は49kg）．冬頃には体重は42kgまで低下した．高3の春には体重は減り続け無月経となり，心療内科を勧められて受診した．

〈**身体所見**〉身長163cm，体重37kg．血圧90／60mmHg，脈拍数48回／分．

〈**臨床経過**〉外来では体重はほとんど変わらず，むしろ徐々に減少する傾向にあった．治療者が身体面の精査および食習慣の改善を目的とした入院を勧めたところ，大学に入るまでに体調を整えたいとの理由で入院治療を希望し，高3の11月に入院となった．

約2ヵ月半の入院期間中，心窩部痛が時折見られ，入院中の胃X線検査ではバリウムの胃排出時間が遅延していることが確認され，内視鏡検査では特に異常は見られなかった．退院後は定期的に通院していたが，体重は38〜39kgにとどまり，なかなか体重は増加しなかった．通院中も本人や家族からの情報で

は過食や自己嘔吐のエピソードは認められなかった。大学2年の冬頃より心窩部痛出現。1月下旬に内視鏡検査を施行したところ，食道25cmの部分からEC junction直上まで3〜4条の線状潰瘍を認め，滑脱型ヘルニアが確認された。H_2ブロッカーの投与により徐々に軽快した。その後も外来で定期的に通院していたが，時折，胸やけや心窩部痛を訴え，食べるとすぐに腹が張るので食べることが怖いと語られた。体重は徐々に減少する傾向にあり，大学3年の3月には36kgまで減少した。このころより食物が胸に支える感じ，心窩部痛が頻回に生じるようになり，3月下旬に再び内視鏡検査施行。食道入口部直下より白色調の粘膜で，25cmからEC junctionまで不整の白苔を有するびらんが連続しており，易出血性で一部に毛細管出血がみられる重症の食道炎の所見であった。プロトンポンプ阻害薬を中心に外来加療を行った。約1ヵ月後に内視鏡検査を再検したところ，食道炎は35cm付近に輪状の引きつれを残して著明に改善（Grade A）していた。同年4月に，本人より面接の中で体力をつけるために水泳を始めたいと提案があったが，体重が回復すれば可能であることを告げてから，徐々に食事摂取量が増加するようになった。自覚症状もほとんどなくなり5月下旬には40kgまで回復した。

逆流性食道炎についての検討

逆流性食道炎は摂食障害の中では神経性過食症の消化管合併症の一つとして知られている[69〜71]。その発症機序として，自己嘔吐や大量の食物摂取による機械的刺激によるとされている。一方，Alexande[73]は37例の神経性過食症に対して上部内視鏡検査を行ったところ，23例は正常で食道炎を認めたのは8例で，いずれも軽度であったとしている。さらに，頻回に自己嘔吐している神経性過食症22例中食道炎を認めたのは6例で，自己嘔吐の回数や期間と食道炎の有無とは相関を示さなかったと報告している。本例でも本人からは一過性の食物大量摂取，自己嘔吐の申告はなく，治療者や病棟看護婦，家族もこれらの食行動異常を確認していないことや，血中，尿中の電解質異常，アミラーゼ値に異常が見られなかったことより，他の原因が考えられた。

逆流性食道炎の発症機序として，一般には嚥下とは無関係な一過性の下部食道括約筋の弛緩により引き起こされると考えられ[74]，胃排出遅延によりその頻度が増加することが報告されている。神経性食欲不振症では胃排出能は遅延す

ることが報告されており[75,76]，本症例においても胃排出能の低下が下部食道括約筋の弛緩を増加させ，逆流性食道炎を引き起こしたと推察させた。

V. 器質的疾患が並存した摂食障害

 摂食障害は拒食を主体にするにしろ，過食を主体にするにしろ多くの身体機能の変化をともなうため摂食障害にともなう部分症状とし了解しがちである。しかし生物学的には摂食障害といえどもすべての器質疾患を併存しうるので，内科診断学の視点で評価すべきことは当然である。経験した並存した疾患はクッシング病，甲状腺機能亢進症，脳腫瘍である。

1. 脳腫瘍の並存例

＜症例＞20歳，女性。
＜主訴＞過食。昭和63年12月頃，週数回の突然の摂食行動につづく過食が出現，平成元年6月頃毎日過食するようになった。このため，同年8月当科受診となった。精査の結果，頭部CT上，右前頭部に脳腫瘍が発見され，当院脳外科にて摘出術を施行，髄膜腫であった。術直後過食は認められなかったが，術後37日目に過食が出現した。つまり過食は脳腫瘍との関連は明らかでないことになる[83]。

2. クッシング病の併存例

 クッシング病は身体徴候として肥満をきたし，ボディーイメージに動揺を与える疾患である。クッシング病に神経性大食症の病像を併発した症例を経験し，食行動異常は不適切なストレス回避行動ととらえることができた[77]。

＜症例＞16歳，女性，高校1年生。
＜現病歴＞中学生の時，ダイエットをして5kg減量したが，その後体重は一定していた。高1の7月より無月経であったが，放置していた。同年9月に学園祭で中心的活動をし，このころより友人が勉強に熱心になり焦りを感じ始め，不安感，不眠が出現しだした。特に夜間の不安時には過食が始まり，過食した後は自己嫌悪感，抑うつ感が出現したが自己嘔吐や下剤の乱用はなかった。

11月には体重は55kgから70kgに増加し,途中覚醒も頻回になり,過食もほとんど毎日見られた。近医より紹介され,12月に当科入院となった。

＜入院時現症＞身長162cm,体重68kg(＋22%),脈拍66／分　整,血圧110／80mmHg,心音純,肺野ラ音聴取せず,満月様顔貌,痤瘡を認む,下腹部赤紫色皮膚線条あり,下肢軽度の浮腫あり。

以上より発症経過からは摂食障害が疑われたが,現症よりクッシング症候群の疑いが強いため精査を行なった。

＜入院時検査＞血液学的所見では異常を認めず,生化学検査では,軽度血中カリウム低下,LDHの高値,尿所見ではアセトンを認めた(表18)。

血中コルチゾール測定では早期覚醒時29.6 μ g/dlと異常高値を示し,さらに日内変動の消失を認めた。1mgのデキサメサゾン抑制試験では抑制不全を認め,尿中17 OHCS,17 KSは高値であった(表19)。

表18　入院時検査所見

血算		尿検査	
RBC	4.39×10^6 /mm³	pH	6
Hb	14.7 g/dl	糖	(−)
Ht	43.2 %	蛋白	(±)
PLT	346×10^4 /mm³	潜血	(−)
WBC	7.9×10^3 /mm³	アセトン	(＋)
生化学			
BS	87 mg/dl	UN	11 mg/dl
Na	142 mM	Cr	0.9 mg/dl
K	3.1 mM	UA	6.0 mg/dl
Cl	103 mM	GOT	14 IU/L
Ca	8.9 mg/dl	GPT	24 IU/L
P	3.5 mg/dl	LDH	687 IU/L
TP	6.7 g/dl	ALP	142 IU/L
Alb	4.1 g/dl	AMY	85 IU/L
TTT	1.2 SH-U	CK	35 IU/L
ZTT	2.1 K-U	TC	189 mg/dl
T-Bil	0.8 mg/dl	TG	106 mg/dl
D-Bil	0.1 mg/dl	CRP	0.0 mg/dl

表19 内分泌学的検査

	8°	12°	16°	20°	
cortisol	29.6	34.8	26.4	27.9	μg/dl
ACTH	38		57		pg/ml
DST 1mg					
cortisol	29.7	18.4	37.7	24.3	μg/dl
尿中17-OHCS	24.5 mg/day
尿中17-KS	21.2 mg/day
TSH	<0.1 μU/ml
F-T4	1.31 ng/dl
F-T3	2.60 pg/ml
PRL	18.7 ng/ml
TRH test	低反応
LH-RH test	低反応

　腹部CTでは，両側の副腎過形成を認めた．さらに副腎シンチでは両側の副腎に強い集積を認めた．頭部CTでは異常を認めず，MRIにて下垂体前葉は著明に増強され，右葉に径5mmの腫瘍陰影を認めた．以上の精査の結果，クッシング病と診断された．

　<経過>精神面では勉強に対する不安，焦燥感が強く，強迫的で完全主義の傾向が見られたが，治療には協力的であった．食行動異常はなく規則正しい食生活を行い，体重も減少傾向にあり，手術前の不安は軽度だった．

　平成3年3月脳外科手術により，径3mmの微小腺腫が摘出された．しかし，手術後2週間後より不安感が出現．同室患者にもっと食事をとるよう勧められたことをきっかけに悪心嘔吐をきたしたり，また太るのではと心配し極端ではないが食事制限をはじめるなど，やせ願望の存在がうかがわれた．

　本例は，クッシング病の身体徴候として実際に自己の体型が肥満をきたし，ボディーイメージが動揺する状況で神経性大食症が発症した．また，腫瘍摘出し，身体状況が回復した後にも食事制限ややせ願望が認められ，食行動異常が消失すると学校や家庭での不適応行動が明らかになった．疾病による肥満に対して，単なる食欲亢進ではなく，過食，隠れぐいなどの表象を選択したことは，学校や家庭でのストレス状況への対応と同様に不適切な回避行動としてとらえられる．生理的な体型の変化に，ストレス耐性が低く強迫的であるという性格

的要因が加わり，神経性大食症の病像を形成したと考える。

さらに，クッシング病の徴候は，急激な体型の変化をきたすため，心因性の不適応をきたし，特有の人格の変容をきたすといわれている。腫瘍摘出後も，また太るのでは，と患者が不安になる感情は了解可能であり，本来の性格傾向に，疾患の特徴的な心理的要因が加わったと考えられる。また，長期に休学したことから，再登校への不安が起こるという環境的な要因もあり，不適応を助長する結果になったと考えた。

以上，身体特徴として肥満をきたすクッシング病に神経性過食症の病像を呈した症例の病態心理としてはボディーイメージの動揺に，自我の脆弱性が関与して不適切な回避行動を選択し，病状形成に至ったと考えられた。また，急激な体型変化や，長期の入院生活が，不適応を助長させる結果となっていた。さらに，病態生理の面でも，クッシング病と摂食障害は密接な関係にあることが示唆される症例と考えられた。

3. 原発性甲状腺機能低下症の合併例

甲状腺機能低下症の臨床所見は，全身の各種系統にわたって多彩であり，また比較的特異性に乏しいことから，しばしば他の疾患と誤って診断されることがある。あるいは，他の疾患が併存する場合には，それらの所見にまぎれて甲状腺機能低下症の診断が遅れることが，日常診療上問題となる[78]。

本例は，摂食障害による著明な体重減少を主訴に来院し，原発性甲状腺機能低下症の診断に至った[79]。

＜症例＞18歳，女性，高校3年生
＜現病歴＞高校3年4月体重75kgあり肥満を気にして再びダイエットを始めた。2ヵ月で15kgの減量に成功したが，4月から生理の消失，6月になり軽い全身倦怠感や食欲の低下を認めた。近医を受診したが，身体的異常は指摘されなかった。7月中旬にダイエットを中止したが，その後も食事摂取量は肥満恐怖のため増えず10月には体重50kgまで減少し，生理の再開も認められなかった。また，このころから全身倦怠感の増悪や情緒不安定が伴い始め，高校への通学が困難となったため，近医より紹介され精査加療を目的に12月当科入院

となった。

＜入院時現症＞ BMI 19.3，(体重52kg)，体温36℃，血圧118/82mmHg，脈拍42/分整と徐脈，顔面浮腫状，皮膚の乾燥，頭部の脱毛と体幹・四肢に産毛の密生あり，眼瞼結膜軽度貧血を認めた。

＜入院時検査結果＞（表20）血液検査では軽度肝機能障害，CK，総コレステロール，中性脂肪の上昇を認め，心電図では洞性徐脈，T波の平坦化を認めた。胸部X線，頭部CT，腹部超音波検査は異常を認めなかった。

＜生育歴＞幼少時より他者への配慮があり明るい子と言われていたが，一方で小学生の頃から物事へのこだわりが強く，完全主義的傾向がみられた。中学入学時体重40kgであったが，バレー部に入部し非常に食欲旺盛となり中学3年時60kgとなった。高校入学後は部活をやめたが食欲は変わらず高校2年の3

表20 入院時検査所見

血液生化学検査：			
RBC	386×10^4/mm³	TP	8.8 g/dl
Hb	12.4 g/dl	Alb	5.1 g/dl
Hct	37.0 %	TC	494 mg/dl
WBC	3700 /mm³	TG	215 mg/dl
Plt	16.6×10^4/mm³	BUN	11 mg/dl
GOT	61 IU/l	Cr	0.8 mg/dl
GPT	63 IU/l	UA	4.3 mg/dl
LDH	651 IU/l	Na	140 mM
ALP	137 IU/l	K	4.3 mM
γ-GTP	29 IU/l	Cl	101 mM
ChE	139 IU/l	BS	76 mg/dl
TTT	8.8 SH-U	AMY	85 IU/l
ZTT	5.1 K-U	CRP	0.0 mg/dl
CPK	408 IU/l		
尿検査：		EGG：洞性徐脈	
PH	6	T波平坦化	
糖	(−)	頭部CT：異常所見なし	
蛋白	(−)	腹部US：異常所見なし	
潜血	(−)		
アセトン	(−)		

学期に最高79kgまで増加した。この間肥満を気にしてダイエットを何度か試みたが失敗している。

＜経過＞本例は，比較的短期間に著しい体重の変動を経験し，適切な食事摂取のコントロールを行えない不安と肥満恐怖を訴え，入院当初は食事カロリーを増やすことに抵抗を示したが，カロリーを明示した食事の摂取と日々の体重変動の確認により，急激な体重の増加を生じないことが理解され治療に協力的となった。しかし，総コレステロール，中性脂肪，CPKの上昇，肝機能障害などの血液検査所見や心電図の異常に改善がみられず，また，入院時よりみられた焦燥感，不安感，不眠などの精神症状も一時的に抗不安薬などにより軽減していたものの再び増悪するようになり，周囲の人が耳元で悪口をいう声が聞こえるなどの幻聴様症状も伴い始めたため，原発性甲状腺機能低下症を考慮し甲状腺機能検査を追加した。この際，理学的所見も再度確認したところ甲状腺の軽度腫大，腱反射の軽度減弱を思わせた。

日ごとに精神症状，特に幻聴様症状の増悪をきたし病室にいるのが辛いと訴え，退院を強く希望したため，検査結果を待たず外来で治療継続することとなった。退院後，検査結果が判明しTSHの上昇，f-T_3・T_4の低下，抗サイログロブリン抗体の軽度上昇，抗ミクロゾーム抗体，TPO抗体，TSHレセプター抗体の高度上昇が認められ原発性甲状腺機能低下症と診断された（表21）。その後甲状腺ホルモン剤の投与によるTSH，f-T_4の正常化に伴い，精神症状は徐々に軽快し，同時に食行動異常や肥満恐怖への心理的アプローチを継続することで摂食障害や体重の順調な改善がもたらされた（図7）。

表21 内分泌学的検査

TSH	83.5 μU/ml	サイロイドテスト	×400
f-T_3	0.75 ng/ml	マイクロゾームテスト	
f-T_4	0.10 ng/dl		×1002400
GH	3.61 ng/ml	TPO抗体	×1900
PRL	5.5 ng/ml	TgAb	33.4
LH	0.3 mU/ml	TRAb	80.8
FSH	1.0 mU/ml		

66 V．器質疾患の併存

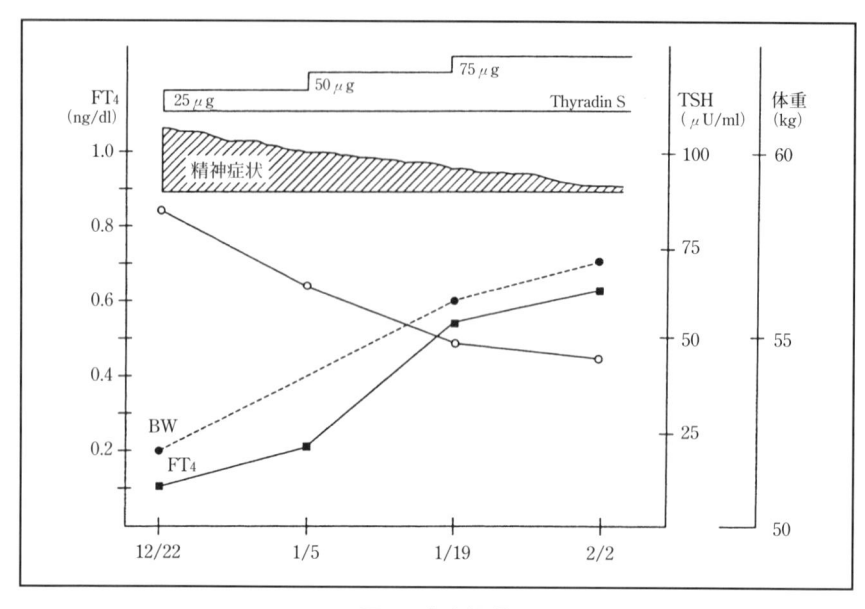

図7 臨床経過

　本例は，症状および甲状腺機能検査より原発性甲状腺機能低下症と診断されるが食行動異常や急激な体重減少は，原発性甲状腺機能低下症のみでは説明できない。入院時体重は正常範囲内であったが，7カ月の期間に最大29kgの体重減少をきたし，さらに低カロリーの食事志向が続いたことから，極端なやせ願望と肥満恐怖が存在していたことが推察された。

　Tillerら[79]は，18～45歳の女性の甲状腺疾患患者の4％に摂食障害の合併がみられ，一般的な場合に比べ約2倍の発生率が認められたと報告している。本例においても，適度な体重コントロールが行えず急激な体重の増減が認められ，ボディーイメージが動揺する状況で摂食障害が発症しており共通の病態を認めた。思春期の心理的に動揺しやすい傾向に加え不安感が助長されていたことが窺われた。その結果，学校生活への適応も困難になっており，十分な自己コントロールができない状態であったことも摂食障害の誘因の一つと考えられた。

　甲状腺疾患と摂食障害は病態上関連性が見られることから，両疾患が併存する際の診断の困難性が，以前より指摘されている[80]。特に，摂食障害と原発性

甲状腺機能低下症との間には，本例での入院時現症や検査結果でも示されるように，多くの共通した臨床所見が認められる．摂食障害では末梢における代償性低代謝状態の結果として低 T_3 症候群に代表される二次性の甲状腺機能低下症を示すことが知られており，両疾患の併存は病態の推移をわかりにくくすると思われた．さらに，本例は検査結果より橋本病と考えられたが，その病態の推移は多様であることが知られている．頻度は少ないながら甲状腺機能亢進を呈する時期もあり，甲状腺機能検査では初診時に約 7 割が正常な結果を示すと報告される[81]．また，若年者では発症経過が緩徐であり，検査結果も正常値を示すことが少なからずあると言われる．病期によっては摂食障害の病像に橋本病の存在が隠され見逃される可能性もあり，両疾患の合併を疑う場合は，経時的に検査を繰り返すことの必要性が示唆された．

本例は，今のところ甲状腺ホルモン剤投与により精神症状も認められず，支持的精神療法を継続することで摂食障害の改善がなされている．しかし，Fonseca らは肥満や摂食障害の既往のある患者では，治療中に体重のコントロールを目的に甲状腺治療薬の乱用がなされたり，自己嘔吐により薬効が不十分になる場合があることを指摘しており[82]，注意深く治療継続する必要．甲状腺疾患は摂食障害の重要な鑑別を要する疾患であるしたがって摂食障害では甲状腺関連ホルモンの検索は重要といえる．

VI. 特殊な摂食障害

1. スポーツ選手における摂食障害

　多くのスポーツ選手にとってウエイトコントロールは重要な課題である。しかしウエイトコントロールを極端な形ですすめていくとヒトが本能として行っている食べるという習慣がくずれ，摂食障害という病気へ移行することがある。

　このようなダイエットの流行の中，記録向上のためにウエイトコントロールが要求される女子スポーツ選手では神経性大食症の病態の頻度がさらに高いものであることが指摘されている[84]。スポーツ選手における食行動障害の調査ではバレーのダンサーを対象とした研究が多く，高い頻度で食行動障害を認めることを報告している。さらにフィギアスケート選手，体操選手，陸上競技選手，水泳競技選手など多種目の女子スポーツ選手において同年代の女子学生に比しより高頻度に食行動障害が認められていることが報告されている。スポーツにおける摂食障害は小説の題材にもされており，全日本クラスのフィギアスケート選手美也子を主人公にした加賀乙彦著の『スケーターワルツ』（ちくま文庫）は食行動障害をテーマにした作品である。患者の大部分は女性であるが，ボクシングやウエイトリフティングなど体重による階級が設定されているスポーツでは男子選手も同様の病態を呈することがある[85]。

　たかがウエイトコントロールであるが，誤った食行動は習慣化しやすい。この習慣が長期に及ぶと多くの身体合併症が発症したり，心理的には抑うつ気分や気分の不安定化など心と身体の両面に影響を及ぼす。体重コントロールのための嘔吐習慣はスポーツ選手が陥りやすい危険な習慣である。

2. ボクシングの減量を契機に発症した男性例

　本例は，ボクシングの減量を契機に発症した男子例である[86]。

＜症例＞21歳，男子，家業の塗装業手伝い

現病歴としては高校中退後，家の仕事を手伝い始める。17歳時，アパートを母に借りてもらい，現在の妻と同棲をはじめた。その後まもなく友人に誘われ，自分も強くなりたいと考え，ボクシングを開始した。練習に熱中してBMI 21.7，（体重63kg）から6カ月で55kgまで減量し，公式戦に勝つことができた。さらに階級を下げて有利になるために，50kgまで減量し合計3勝をあげることができた。しかし，仕事への意欲は低下し，さぼりがちとなった。その後も食事ができず，徐々に40kg以下となり，仕事もボクシングも不可能となった。入院半年前頃より過食となり，再び太る恐怖から自己嘔吐を繰り返した。抑うつ気分が強く，外出も困難となり，家族の強い勧めで入院となった。

＜生育歴＞競争心が強く，熱中しやすい性格で1つのことをすると後は目に入らないというふうであった。担任教師とけんかして高校中退し，父の仕事を手伝うことになった。

＜入院時現症＞BMI 14.3（体重42kg），標準体重−34％，血圧100/70mmHg，脈拍60/分整，右手にいわゆる吐きダコをみとめる。口腔内にう歯が多数認められた。

＜入院後経過＞治療は支持的精神療法を中心に行い，約50病日で46kgに達したので外来通院とした。約2カ月後には，体重50kgに回復した。

減量メカニズムに注目して，バレエ[85]やウエイトリフティング[86]などの減量を必要とする競技の選手に，神経性食欲不振症の発生率が高いことが報告されている。Katz[87]は，激しい運動そのものが発症を引き起こした例を，長距離走者で報告している。

ボクシングは体重ごとに階級が設定されており，同じ体重であれば軽い階級の方が有利になるので減量を必要とし，運動量はきわめて高い競技である。以上のようなボクシングの特異性はウエイトリフティングや長距離走者の症例と類似する点が多い。本症例においても，競技と減量が発症に関連していることが推測された。

競技者と神経性食欲不振症の関係について，心理，家族背景の検討がいくつか報告されている。Yates[88]は，約60名のマラソンランナーと神経性食欲不振症の女子患者とを比較し，性格傾向，家族背景，食物へのこだわり方，身体状

況の認識が酷似していると述べている。

　ボクシングには一般的に男らしさを強調したイメージがある。父への反発が強い家庭状況と，男性性を獲得するという象徴のためにボクシングは選ばれたと考えられる。本症例にとって「ヤセること」は，本来の葛藤を回避する方法であると同時に，ボクシングの競技特性からみても合目的的であった。運動および減量を開始したことが引き金とはなっているが，病因としては，自我同一性の葛藤という心理的背景が重要であると考えられた。

　減量や運動そのものが神経性食欲不振症の病因にかかわっていると考えられ，いくつかの競技での報告がなされている。男子例では非定型が多いとされているが，本例では女子とほぼ同様の心理的および身体的病態を示した。本例の発症の要因は運動および減量であるかのようにみえたが，自我同一性の葛藤という心理的背景が重要であると考えられた。肥満児の減量治療や階級別競技のための減量は重要な摂食障害のトリガーになっていることがわかる。

　本例の臨床像では，やせ願望や食行動異常，強迫的で競争好きな性格傾向および検査所見において，女子とほぼ同様の特徴が認められた。

　男子例の家族状況としてTaipale[89]らは，父が女性的で母が勝気であり，結婚生活に不満を持っていることを指摘しており，Crispら[90]も両親不和の頻度が高いと報告している。本例では，父は女性的ではないが理想的でない点で一致していた。父に男性として同一化できない家庭状況が，自我同一性の葛藤を生みやすくしたと考えられる。

3. 男性の症例の特性

　神経性食欲不振症，男女比は1：10〜20[91]とされ，その発症はほとんど若い女性であり，中核群の診断基準の一つにもとり上げられている。一方非典型例としての男子例は昭和56年度厚生省特定疾患研究班の全国調査では733例中41例（5.6％）報告されているが[92]，胃腸神経症ないし心気症的機制が著明な周辺群がほとんどであり[93]，しばしば脳腫瘍などの器質的疾患もみいだされるとされている。女性特有の成熟への嫌悪や拒否が行動化した時，食行動異常としての臨床症状を示すと考えられているが，本症例は男子でありながら女性固有と考えられる「やせ願望」・「肥満恐怖」・「成熟拒否」などの中核症状

が存在する点特有である。

男子においては神経性食欲不振症はきわめてまれな疾患であるが，男子例のやせ・体重減少などの鑑別診断の一つとして重要な病態である。

男性の神経性食欲不振症の1例である[94]。

<症例> 20歳，男性，大学生。

大学1年生の時同級生に肥満していることをからかわれたことをきっかけにやせることを決意し，菓子パンや野菜中心の食事とし，縄とびなどの運動も欠かさず下剤も連用したところ，60kgで一定していた体重が8カ月で30kgまで減少した。また減食中に冷蔵庫の中のものを家族にかくれて食べたり，急に2〜3人前の食事をし食後全部嘔吐するなどの摂食異常も週に1〜2回おきるようになり，全身の脱力感や集中力の低下などの諸症状も増強し，入院となった。

体格は幼児期から小太りであったがおとなしく，小学校時代は明るく，いたずら好きの元気のいい子で友人も多かった。中学に入った頃から内向的で孤立するようになり友人も少なくなった。高校に入ると勉強に熱中し，成績も上位となったが課外活動には参加せず，学内では孤独であった。大学は1年浪人後，文系の有名大学に入学した。

<現症> BMI 14.2（体重34kg），標準体重比－30％，

諸検査の結果，やせによる二次的変化は認められたが，器質的所見は得られず，精神病も否定され，ある時期から始まり，－20％以上のやせが3カ月以上続いていたことから神経性食欲不振症と診断した。約2カ月間治療を続けたが，過食・拒食をくり返し，体重も7kg程度増減をくり返し，行動療法の一環として食行動の制限を強化したところ，自己退院し，以降外来にて面接を中心に治療を続けたが治療中ばで中断した。

<症例> 22歳の男性。主訴は胃部不快感。

18歳時，浪人中アルバイトしながら，予備校に通いはじめた頃から次第に食事摂取量が減少し，53kg前後あった体重が約1年で35kgに減少した。種々の病院で精査，治療を行うが体重増加せず，主訴が維持するため，当科を紹介され，入院となる。

入院時、身長165cm、体重33kg（－43.9％）、検査成績は、白血球数は1900と減少し、小球性貧血がみられたが、他に著変はみられなかった。神経性食欲不振症と診断し、患者の症状を受け入れるかたわら、スルピリド100mgの点滴内投与を行ったところ、次第に食事摂取量が増加し、第40病日には体重40kgとなった。

以上男子例の経験を示した。男子例の共通の特性は現在の臨床経験の中では明らかにできていない。

しかし青年期の自我同一性の拡散が重要な役割を演じていることは女性の思春期例に同様であろう。

4. 妊娠と摂食障害

妊娠による体型の変化から神経性食欲不振症を発症し、さらに産褥期にうつ状態を呈した1例を経験した。本例の病態背景を考察し、さらに治療する上で環境因子の関わりの重要性が考えられた[95]。

＜症例＞27歳、女性、主婦

現病歴は第1子出産後、食事時間が不規則になり3ヵ月で9kgの体重減少があり、地元の某病院受診。るいそうと柑皮症以外異常を認めず。出産6ヵ月後頃より育児の疲れからいらいら感、無気力感出現。食事も拒絶、過食を繰り返した。出産後1年くらいすると下肢の浮腫出現。近医受診するも異常所見認めず、その後も上記症状が続くため心療内科受診、入院となった。

夫の家族ならびに1歳8ヵ月になる子供と同居。夫は8ヵ月前より海外に単身赴任。体型的には腹部、下肢が太いと感じるもダイエットの既往はなく体重は標準体重を上回ることもなかった。

＜入院時現症＞BMI 14.2（体重34kg）、標準体重比－32％、血圧90/50mmHg、脈拍54／分。

＜経過＞本例は思春期から青年期にかけては、明らかなやせ願望、食行動異常ならびにボディイメージの障害は認められなかった。思春期は優等生として過ごし社会適応は良好であった。しかし妊娠を機に妊婦の体型つまり腹部の膨隆した肥満体型に対して著しい嫌悪感をもっていた。さらにふくよかになったこ

とを叔父に指摘され，妊娠中にもかかわらず過度のダイエットを開始し，ここではじめてやせ願望が現れた。産後は拒食と過食を繰り返し，月経の再開は認められなかった。産後まもないころは過食後の自責感が認められたが，育児にもある程度適応しており明らかな抑うつ状態は認められなかった。しかし産後10カ月頃より，育児に対する嫌悪感，母親としての不全感，無気力感が過食後とは関係なく著明となった。過食に対する自責感はあるものの，同時に食行動異常との関連なく抑うつ状態が出現した。さらに産後16カ月で，夫は海外へ単身赴任し，本例は夫の家族と同居することになり，産後21カ月で抑うつ状態，食行動異常がピークに達している。ここでは夫の不在や家族との同居という環境因子が，本例の症状全般の増悪傾向をもたらした。初診時・入院時には全身倦怠感，育児に対する不安感が認められた（図8）。入院後は育児から切り離した環境での行動観察および週1回の対面方法による面接で問題点の整理を行った。面接では「管理されていると安心して食べられる」といい，入院後23病日で三食の全量摂取可能となった。また妊婦の体型に著しい嫌悪感が

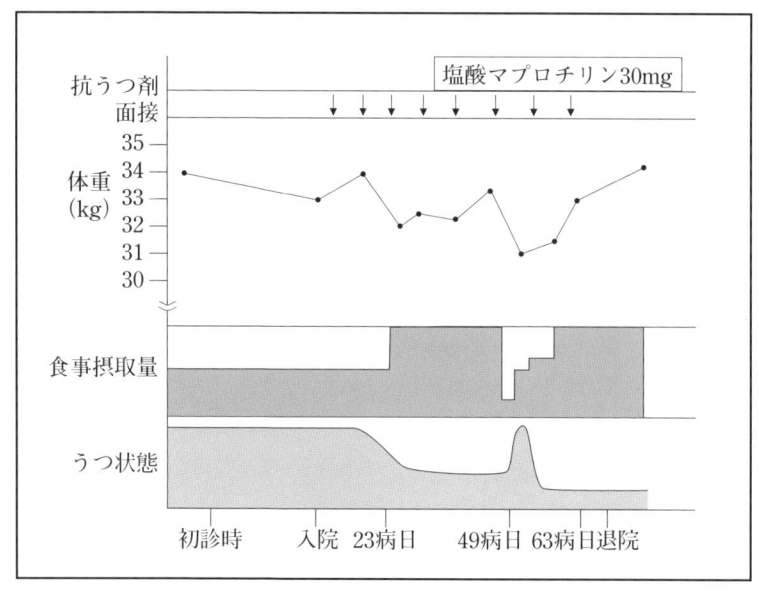

図8　治療経過

あり，叔父に「太ったね」と妊娠中に言われた事により「やせて肉をそぎおとすことに決めかつ快感を覚えた」ということもわかった．第49病日子供の養育や，本人の出国の結論を迫られ，抑うつ的になると同時に急激に摂食不良となり体重は30.8kgに減少した．このため塩酸マプロチリン30mg投与を開始し，再度食事管理を行い家庭環境を調整した．この結果抑うつ感は改善し患者は退院後出国を延期し実家に戻り，育児を母と分担することになった．第63病日には週平均で0.5kgの体重増加がみられ，過食に対する自己コントロールも可能となった．外泊時の育児に対するイライラ感も軽減したため外来で経過観察とした．外来ではやや過食気味ではあるが経過は順調で退院後4ヵ月で体重も44kgまで回復し，育児にも適応できるようになった．さらに夫の赴任先へ子供とともに行き，現在は海外生活にも適応できている．

　本例は，妊娠を機に神経性食欲不振症の診断基準に合致する表象が出現し，産後にうつ状態を呈した．さらに産後における精神症状は，育児の問題，夫の単身赴任，夫の家族との同居，海外生活の決定を迫られるなどの環境要因が大きく関与し，環境調整は治療にも影響をおよぼした．

1）妊娠，出産と摂食障害

　妊娠，出産を機に発症した神経性食欲不振症では，社会適応は可能であるがその性格特徴は未熟で[96]，夫婦間の不和，子供の養育，家の新築，転勤といった環境因が病態背景として重要視されている[97]．また治療においてもこれらの環境調整は予後に影響することが指摘されている．本例でも先に示したように育児の問題，夫の単身赴任，夫の家族との同居，海外生活の決定を迫られるなどの環境因子があり，これらは本例の病態背景として重要な位置を占め，治療上無視できない要因であった．つまり妊娠，出産をきっかけに発症するタイプの神経性食欲不振症は発症，予後に対する環境因子の関わりが大きくかつ特徴であると考えられる．

2）産褥期の摂食障害

　一般に思春期での神経性食欲不振症発症の背景には成熟拒否という女性性の否定的な心性や，自我同一性の葛藤という精神力動的側面がいわれている．本

例の思春期においてこれらの問題に直面化しなかった理由として以下の点があげられる。つまり女性も高学歴，仕事を身につけることが理想であるという風潮の家庭の中で育ったこと，さらにその模範的存在であった姉の進路をそのまま自分にもあてはめ自我同一性を保ってきたこと，また姉の進路を受け入れられる能力ももっていたことにより自我の確立という問題に直面化することなく思春期を過ごすことが可能であったことが考えられる。しかし妊娠，出産を機に自我の確立を迫られ，いままでのように学業で努力するという防衛は破綻したため本来ならは思春期でつきあたるはずの問題が，この時期にきて表面化したと考えられる。さらに妊娠による体型の変化が，潜在していたボディーイメージの歪みを強化し神経性食欲不振症の発症に至ったと考えられる。

　以上妊娠・出産は体型の変化という刺激という身体的変化とライフサイクル的な社会的役割の変化という心理的危機に対応きれなくなることは発症要因としては重要であることがわかる。

Ⅶ. 身体面からの治療

　本症に対する身心的アプローチは栄養補給としての高カロリー輸液，経鼻腔栄養のほか薬物療法が用いられるので，それぞれについて述べる。

1. 治療法の位置づけ

　心身症の治療法は心理的アプローチと身体的アプローチに大別することができる。心理的アプローチには，カウンセリング的面接，行動療法，精神分析的精神療法などがあげられる。一方身体面からのアプローチにはバイオフィードバック療法，自律訓練法，薬物療法があげられる。心身症の治療は，この心理的アプローチと身体的アプローチを車の両輪のように両方を用い，治癒へのゴールに向かってすすめてゆく[95]。

　心身両面からのアプローチを神経性食欲不振症の治療にあてはめ，整理してみると心理的アプローチとしてしばしば行われるものとして支持的精神療法・カウンセリング的面接・行動療法・精神分析的精神療法などがあげられ，身体面からのアプローチとしては輸液・経鼻腔栄養・高カロリー輸液・自律訓練法・薬物療法などがあげられる。しかしこれらの治療法自体にも心理面および身体面の両面からのアプローチを含んでいる（図9）。

　神経性食欲不振症における経鼻腔栄養を例にとるならば，「やせ」に対して体重を増加させるという身心的アプローチと身体が太っていくことを体験的に認知させる心身的アプローチとの2つの側面を持っていることになる。薬物療法は身体的アプローチの中では右よりにあり，心身的アプローチの要素がかなり多いところに位置づけられる。

2. 神経性食欲不振症の薬物療法の位置づけ

　神経性食欲不振症に対する薬物療法も心身両面からのアプローチを有しており，やや心身的要素が強いが，心身的要素も十分に活用しうるものといえる。たとえば神経性食欲不振症にしばしば用いられるsulpirideは不食や嘔吐に対

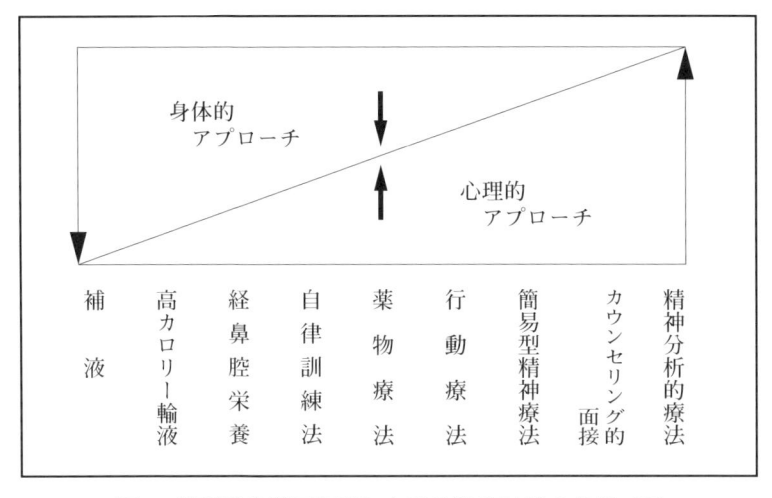

図9 神経性食欲不振症における治療技法の位置づけ

（身体的アプローチ ⇅ 心理的アプローチ：補液，高カロリー輸液，経鼻腔栄養，自律訓練法，薬物療法，行動療法，簡易型精神療法，カウンセリング的面接，精神分析的療法）

する身体的効果を有すると同時に，抑うつ・不安からくる身体症状に対しても効果を有している代表的治療薬といえる[99]。

慢性に経過する神経性過食症の治療では受療の継続を維持することが良いケアにつながる。

神経性食欲不振症に対する薬物療法の位置づけはあくまで補助的であり，痩せ願望・肥満嫌悪，ボディーイメージの障害などの中心症状の全般的な改善は，ほとんど期待できない。したがって，薬剤の使用は短期，少量にとどめるべきである。しかし，ストレッサーが明確で，心身相関が比較的明らかな神経症水準の非典型例に対しては，薬物療法は体重増加に有力な治療法である。また，うつ状態や脳波異常などが重畳しているときにはよい適応となる。さらに経過中に多く示す過食行動に対しては試みる価値のある治療法である[100]。

神経性過食症に対する薬物の治療は，抗うつ剤，炭酸リチウム，抗てんかん薬などで効果が確認されている。とくに抗うつ薬は食行動に関連した視床下部領域に直接作用するため有効性が期待され，多くの二重盲検試験が行われた[100, 101]。Pope ら[102]はイミプラミンが，プラセボに比し有意な過食の減少が起こることを示した。また，Agras ら[103]も同様の結果を報告している。

この一方で抗うつ薬の投与中の効果は認めるものの継続的効果については十

分でないとする研究も報告されている。デシプラミンを投与し，より良い反応を示した例にさらに 6 カ月間投与すると過食の頻度は 47％減少したが，29％は投与終了後 4 カ月でもとの体重に戻ったことが指摘されている[104]。また，治療効果が注目されているフルオキセチン（SSRI）においても Walsh[105] により 3 つの二重盲検試験においてプラセボに比し有意に過食の頻度が減少することが示されている。しかし，肥満患者への試みでは約半数に改善を認めたが，投与中止後に体重がもとに戻ってしまうことも明らかになった[106]。すなわち，薬物による過食の治療はよく著効するが，長期間の投与でも限定的な効果にとどまり，かなりの例で体重の逆戻りが観察されていることが指摘されている。

3. 抗てんかん薬が奏効した 1 例

嘔吐習慣により体重減少をきたした中学生は脳波異常を認め，抗てんかん薬を投与したところ，症状をコントロールすることができた症例[107] を呈示する。

＜症例＞ 14 歳，女性。

現病歴は小さい頃から数日間持続する嘔気後の嘔吐が月に 2，3 回続いていた。小学校時代も食欲は旺盛であったが，しばしば嘔吐することがあった。中学入学後も嘔気・嘔吐のためしばしば学校を休むようになり，試験が受けられないことも数回あった。最近は入退院を繰り返しているが，体重も徐々に減り，症状軽快しないため当科入院となった。

6 歳で自家中毒の既往がある。

入院時の現症では BMI 14.5，標準体重比－25％のやせを示したが，その他特記すべき所見は認められなかった。さらに一般臨床検査，内分泌検査では異常は認められなかった。

本例は－20％以上のやせが 3 ヵ月以上持続しているため，広義の神経性食欲不振症と診断した。さらに DSM-Ⅲでは非定型摂食障害であった。また心理学的側面からの評価は，疾病逃避による利得の存在がうかがわれ，彼女の性格も未熟であることから転換反応の存在が疑われた。一方脳波検査を行うと，基礎波は連続性の悪い 8～10c/s 20～40μV の α 波で，これに 25～35c/s 10～30μV の速波が混在し，5～6c/s の徐波も多在する。発作波については 5

～6c/s 80～100μVの鋭波が群発しているが，焦点は持たない。過呼吸負荷時には5～6c/sの鋭波の群発に同期して嘔吐発作が誘発された。したがって本症例にみられる脳波異常は嘔気，嘔吐発作をうらづける異常と推測し，てんかん類状の病態と考えた。そこで治療は効けいれん薬 diphenylhydantoin 150mg/日および phenobarbital 50mg/日を経口投与し，経過観察しているが，3年間嘔吐症状はほとんどコントロールされ，体重も徐々に増加している。彼女は中学卒業後，理容師になるための専門学校へ通学し，見習いとして元気に働いている。

4. 摂食障害の脳波異常と抗てんかん薬

摂食障害患者の脳波は正常者および他の心身症に比し異常脳波が多く認められる[108]。われわれが行った摂食障害53例の臨床脳波の視察による検討では，平均周波数および振幅は過食症が神経性食欲不振症および非定型摂食障害に比し有意に低周波数および高振幅であった。また過食症と非定型摂食障害とを比較すると，過食症のほうが周波数は低く高振幅であった。発作波の出現は神経性食欲不振症では9.1％にすぎず，過食症に多く認められた。さらに過食症では基礎波の連続性の不規則なものや左右差を認めるものも高率に認められた。われわれの検討では過食症と神経性食欲不振症では周波数，振幅，基礎波の連続性，発作波の有無，速波の存在など多くの点において両者の視察上の脳波は異なっていることを推測している[109]。

また Crisp[110] は神経性食欲不振症の経過中に過食を示すものに脳波異常を呈するものが多いことを報告している。さらに野沢ら[110] も不食のタイプよりも大食，むちゃ食いのタイプに脳波異常が多く認められたとしており，われわれの推測と同様の傾向を認めている。

一方薬物療法としての効てんかん薬の試用は Wermuth，Green，Kaplan らによって報告されている。Wermuth ら[111] は6週間にわたり phenytoin を投与し，19例の過食症に placebo との cross-over 法により二重盲検試験を行い，むちゃ食いの回数が減少したことを報告している。また，Green ら[112] は compulsive eating disorders と診断され，かつ diphenylhydantoin によって治療され24人の患者のうち7人が薬剤に反応したと報告されている。さらに Kaplan[113] は

6例の過食症にcarbamazepinとplaceboとのcross-over法による二重盲検試験を行い，5例では明らかな反応は得られなかったが，1例では劇的に著効を示し食行動異常者は消失したと報告している。

すなわち摂食障害の過食群において脳波異常が多いことは諸家の一致した見解であるが，抗てんかん薬の有効性については一致した見解は得られていない。しかし脳波異常を伴う過食群で著効を示す症例が存在する適応をふまえた治療選択が必要と思われる。

5. SSRIを用いての集計的検討

最近SSRIがうつ病・うつ状態と強迫性障害に対して使用できるようになった。SSRIはセロトニン・スペクトラム症候群に効果があることが提唱されており，神経性過食症への治療薬としての期待も高い。そこで，外来を受診した摂食障害患者に対して，SSRIを含めた薬物療法による初期段階での効果および継続性や転帰への影響を明らかにするために解析を行った[114]。

対象は東邦大学大森病院心療内科を受診した神経性過食症でセロトニン再取り込み抑制薬の臨床治験を受けることに同意した19例である。比較の対照として入院治療に同意した14例とセロトニン再取り込み抑制薬以外の投与にて治療を行った10例を設定した。その結果SSRI投与群の6週間以内に脱落を示したものは19例中7例であり，プラセボ投与群の4例中3例が脱落し，実薬投与群では15例中4例が脱落したのみであった。

非治験薬群では，6週間以内に脱落したものは10例中8例（80.0％）であった。入院治療群では14例中2例（14.3％）が6週間以内に脱落した。

SSRI投与群は非治験薬群に比し有意に脱落例が少なく（$p < 0.05$），入院治療群は非治験薬に比し有意に脱落例が少なかった（$p < 0.01$）。SSRI投与群は入院治療群との間で脱落例に有意差は認めなかった。

治験終了後の継続性については入院治療群は非治験薬群に比し有意に継続例が多く（$p < 0.01$），SSRI治験群は非治験薬群に比し有意に継続例が多かった（$p < 0.05$）。

効果についてはSSRI投与が，効果ありと判断されたものは12例中6例（50.0％）で著効2例，有効3例，やや有効1例であった。

非治験薬群では，継続例2例について評価すると1カ月後で効果があったものは1例でやや有効と考えられ，3カ月後ではやや有効2例で，6カ月後はすべて脱落した。入院治療群では，12例中10例で効果があり，著効7例，有効2例，やや有効1例であった。

以上より，神経性過食症のSSRIによる治療導入は，説明によって患者の動機づけが高まれば入院治療に匹敵する効果と治療継続が得られうることが示唆された。

6. 治療開始にSSRIを利用した症例

SSRIで治療を開始し，治療が進展していったケースについて述べる。

＜症例＞　24歳，女性。
＜発症および経過＞大学2年生の頃より食生活が不規則となり，夜間食事を多目にとることが多くなり，食後気分が悪くなり嘔吐するようになった。ちょうどその頃，以前より仲の良くなかった両親が離婚して，母親と妹二人が同居するようになり，一人になってしまうと家庭のことを考えてしまい，気分がイライラして落ち着かなくなり，つい食べ物に手を出してしまい，過食，嘔吐を繰り返していた。大学3年時に体育系のクラブ活動を引退してから体重が急激に増加した。大学卒業後現在の職場に就職し，同期の女性と同室であった1～2カ月は無症状であった。しかし，一人でいる時間が多くなると，近所でパンやお菓子を中心に大量に食べ物を買い込んでは過食・嘔吐にふけるようになった。過食・嘔吐をするといったんは気持ちが落ち着くため，その気持が忘れられず繰り返していた。大学時代の友人に相談したところ，当科への受診を進められ来院した。
＜現症＞身体的にはBMI 20.4とややスリムで，血圧100/60mmHg，脈拍40/分整，耳下腺腫脹を認めた以外には心肺，腹部に異常は認めず，臨床検査でも異常値は認めない。
＜治療経過＞初診時，過食・嘔吐の回数が増加しており，症状を軽減する手段として入院，治療薬の使用，精神療法の方法があることを説明し，選択してもらった。入院は仕事の都合から2カ月ぐらい先でないと不可能であったため，

まずSSRIでの加療を試み、その後に入院加療することとした。SSRIを服薬すると気分的に楽になったが、数日すると過食・嘔吐衝動が出現してしまうためSSRIの体内へのとりこみは不確実であった。継続的に服薬を行ったが、症状のコントロールへの効果は不十分であった。空床待ちのため予定した期日より約1ヵ月遅れて入院となり、70日間の入院加療を行った。入院当初は身体的精査および心理面への評価を中心に行い、対面法による心理療法が可能と判断し、行動制限を軽度に行いながら、週3回の洞察指向の心理療法を継続した。過食・嘔吐症状は入院1ヵ月間は消失していたが、1ヵ月を過ぎた頃より再び嘔吐に続いて過食が出現するようになり、気分の落ち込みや焦燥感が認められた。面接過程では初め家族への恐怖や恨みを述べ、涙を流すことが多かった。症状が再現した頃より肥満恐怖や痩せ願望を語れるようになり、同時に自分に対しての自信のなさや職場での対人関係に疲れてしまうと述べた。これに対し支持的に対応するとともに、患者の対人関係に焦点を当てて、それぞれの場面で過剰に適応している患者の行動パターンを取り上げ、再評価していくように対応した。入院2ヵ月後半になり、過食・嘔吐から食欲低下へと転じ、次第に体重は減少していった。同時期、妹の結婚の準備も手伝うようになり、今まで子ども扱いしてきた妹のしっかりした面に気づき、辛かった幼少期の経験を妹の間で共有できるようになった。身体的に摂食量はやや改善し、心理的にも不安定な部分があり抑うつ感に襲われる時もあったが、会社への復帰の意欲を尊重し退院とした。

　退院後は月2回の継続的な40分の構造化した面接を続けた。過食・嘔吐については初診時よりは改善し、1日1回は嘔吐なしに食事を取れるようになってきているが、とくに休日、帰宅後の過食・嘔吐は続いていた。また、過食・嘔吐後の抑うつ感や対人行動での過剰適応の問題を取り上げ治療を続けた。退院後約半年15回の精神療法を続けたが、患者からの終結の希望を取り上げ終了した。その後1年半経過した。定期的に手紙で現状を知らせてくれるが、徐々に症状もコントロールされ、職場での仕事も続けられプライベートでの生活も安定した方向へと変化している。

　＜病態および経過の理解＞病態としては、幼少時から両親の不和があり、緊張した家族関係が続いていた。その中で患者は3人姉妹の長女として常に「良い

子」であることが要求され、自分自身の要求や甘えを満たされる経験には乏しかった。過食・嘔吐が発症する時期は、両親の離婚が決定的となる時期とほぼ一致している。両親の離婚に対して、患者は周囲から非難されることが多く、その後も一人で孤独を感じる時や自己の判断に対して自信がなくなる時に症状が増悪することが多かった。入院後の対治療者関係では、相手の希望に沿うように良い子を演じていることが多く、自分の悪い面や怒りなどの陰性感情を表出することには抵抗を感じていた。これは生活史上家族に頼れないことに対する孤独感から、社会に受け入れてもらうための過剰な配慮が生まれていることが予測される。本症例の症状レベルではSSRIによる治療では不変、入院では初期には改善を示し、その後の精神療法では軽度改善にとどまったと判断される。しかし、その後も社会行動や病気に対する認識は大きく変化した。種々の治療媒体を用いながら約1年にわたる継続的に経過を観察する中、患者自身が今後の生き方の方向性をさぐることができたと考えられた。このケースから治療媒体として薬物を用い、継続的に患者自身が内界にむきあうことができ、薬物は治療関係を援助したことが示唆された。

7. うつと摂食障害

　神経性食欲不振症や神経性過食症ではしばしばむちゃ食いの後の抑うつ気分をきたすことが報告されている[35]が、本症では肩こり・気力低下・過剰睡眠などの抑うつ等価症状が過食と同時に出現していた。

　DSM-Ⅲ[35]の神経性過食症の診断の中に「むちゃ食い後の抑うつ気分」が基準の一つとして記載されていることから、神経性食欲不振症や神経性過食症などの摂食障害患者ではデプレッションの病態を呈しやすいことがわかる。

　またCantwellら[116]は神経性食欲不振症患者を平均約5年経過を追ったところ、精神病理学的には感情障害の頻度が高く、症候学的にも抑うつ的なものが多く、さらに患者の母方の血縁に感情障害の家族歴を有するものが多かったことを報告しておりWinokur[117]は神経性食欲不振症の血縁者について調査したところ、正常対照群に比し、有意にデプレッションの頻度が高かったことを報告している。Halmi[118]はデプレッションと同様に神経性食欲不振症においても尿中MHPGが低値を呈することを示し、さらにGernerら[119]は神経性食欲不

振症ではデプレッションと同様にDSTが異常高値を示す例が多いことや尿中MHPGが低値を示すことを報告し，Hudsonら[120]は神経性過食症の患者群を家族歴とDSTを用い比較すると感情障害とは区別できないが，正常者群と精神病者群とは区別が可能であったことから神経性過食症とデプレッションを含めた感情障害は近縁なものであろうとのべている．またCasperら[121]は神経性過食症の症例の臨床的研究から神経性過食症は神経性食欲不振症のサブグループに位置するものだと述べている．したがって神経性食欲不振症や神経性過食症などの摂食障害は症候学的，精神病理学的，臨床薬理学的，神経内分泌学的にデプレッションときわめて類似しているといえる．

従来より周辺群のケースで神経性食欲不振症とデプレッションが重複する場合があることを報告してきた[122,123]が，本例のように神経性食欲不振症の中核群のケースが数年後デプレッションに移行していることから，中核群の一部にもデプレッションとの重複があることが推測される．したがって神経性食欲不振症や大食症などを含めた摂食障害患者の一部でデプレッションの治療が奏効するケースが存在する．

以上神経性食欲不振症発症後3年経過した後，過食の症候を呈したデプレッションに移行したケースを通じて，神経性食欲不振症の中核群および周辺群の一部でデプレッションとの重複がみとめられ，一部の症例には抗うつ薬が有効と考えられている．

8. 食行動異常を呈した青年期デプレッションの1症例

成人のデプレッションは抑うつ気分とともにしばしば食欲不振を呈し，高頻度に体重減少・不眠をきたすことが知られている．また青年期のデプレッションは肥満を伴う食欲亢進・体重増加と過眠傾向がみられるとされており，むちゃ食いを主症状とする大食症ときわめて類似している．神経性食欲不振症の寛解後，約3年を経過した後，周期的に過食を呈した症例が少量の抗うつ薬で症状を寛解した症例を示す[115]．

＜症例＞19歳，女性
＜経過＞4年前の中学3年の時，クラス委員に選ばれたことと，高校受験に頑

張ったことをきっかけに49kgで一定していた体重が徐々に減少し，空腹時の上腹部痛も重なり，食欲不振が続き，6ヵ月で31.5kgまで減少し，それまで順調であった生理も止まってしまったため当科入院となった。約5カ月間入院治療したところ，体重もほぼ元の体重に近似する47kgまで回復し，食習慣や食行動も安定した状態となったため退院した。

　高校は長期入院のため1年留年となり，4年間通学したが，体重も47～48kgで一定し，友人も多く楽しい高校生活であった。しかし高校卒業の頃より家事に専念していた母親が父親の仕事を手伝い，自宅に不在がちになり，彼女の生活も家事を手伝うことが多くなり，精神的にも身体的にも負担が大きくなった。

　体重が一定してから3年もたつのに一度も生理がないため2年前より近医の婦人科で消退出血を目的にホルモン治療を開始した。しかしホルモン治療を始めてから約半年後，4回目の消退出血の頃より消退出血に一致して全身倦怠感・昼間の眠気・多汗・気力の低下・肩こりなどの諸症状とともに，食欲が亢進し，4～5日の間に体重が3kgも増加し，消退出血終了とともに諸症状も軽快し，食欲も体重も正常化する。その後も数回食欲亢進・体重増加のエピソードが続いたのでホルモン治療を中止したが，食欲亢進・気力の低下・昼間の眠気・肩こり・頭痛などの諸症状が周期的に起こり，1～2週間続くようになり，体重も1カ月で5～10kg増減するようになったため再入院となった。

＜入院後経過＞入院後，各種の検査や面接が行われたが，20病日に再び食欲亢進，体重の増加，頭痛，昼間の眠気などの症状が出現したため，抗うつ薬amoxapine 25mgを経口投与したところ，約1週間で症状改善を示し，以後1年半，持続的に抗うつ薬の投与を行っているが，過食・体重増加などの諸症状は出現せず，良好な経過をたどっている（図10）。

　本症例は内向性と依存欲求の強い性格の彼女が，15歳の思春期に高校受験やクラス委員としての責任などの負荷により，独立と依存の葛藤を起こし，神経性食欲不振症を発症した。寛解後も依存欲求は潜在しつづけ，19歳の青春期に性ホルモンの投与や心身の負担の増加に加え，人工的に月経の再来をきたした事実と並んで，女性性の否認心理が加わったものかもしれないが，この不適応が過食で発症し，抗うつ薬の投与を受け寛解している。すなわち本症における15歳時，不食として発症したものが19歳まで成長した後，再びストレス

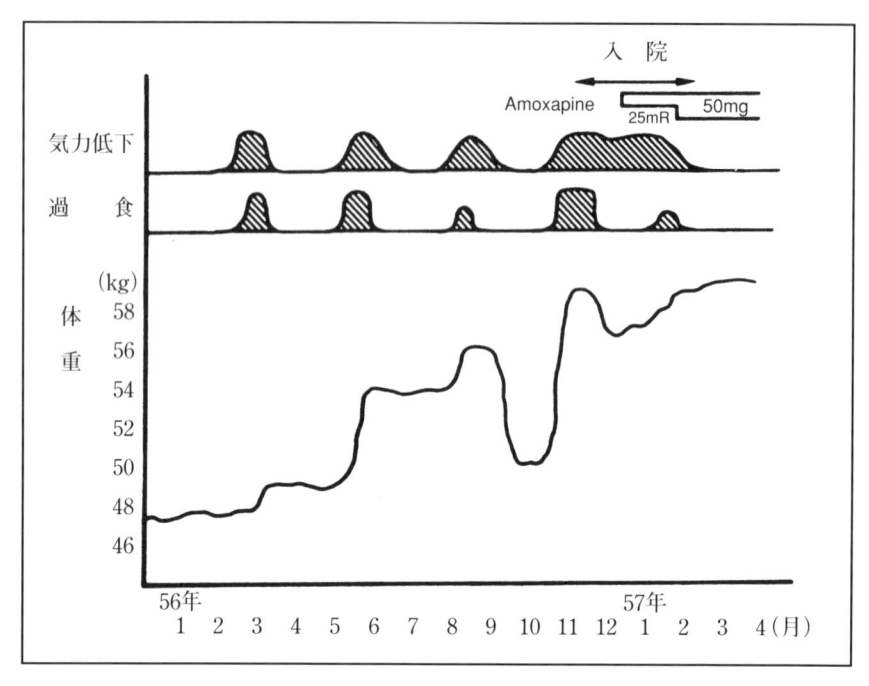

図10 最近1年の臨床経過

を受けた時過食を主症状にしたデプレッションで発症しており，成長にしたがって不食から過食へ移行したケースといえる（図11）。

9. 栄養補給の方法

1) 経管栄養

経管栄養はやせに対する治療として1950年代から本症の治療に使用されてきた。近年外科を中心に高タンパク・高カロリー食の改良やシリコンチューブなどの改良により飛躍的に進歩した。われわれは栄養チューブを十二指腸下行脚に透視下留置し，1日1,000～1,200kcalの流動食を3～4回に分けて投与してきたが，下痢などの合併症もほとんどみられず，消化管を通して吸収する点より生理的といえ，現在もなお，有力な本症に対する栄養補給法といえる。

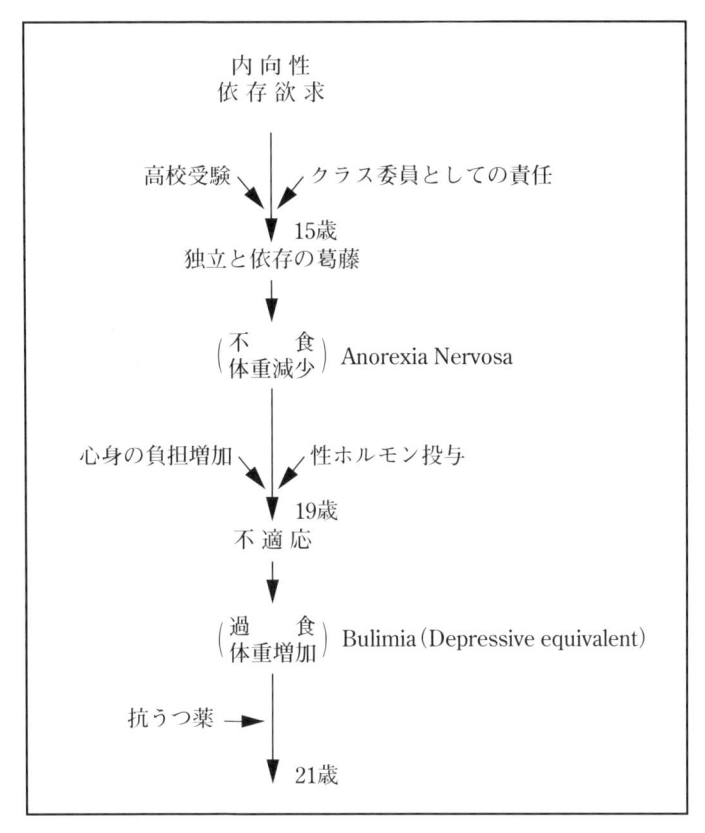

```
            内　向　性
            依 存 欲 求

   高校受験↘  ↙クラス委員としての責任
              ↓
             15歳
          独立と依存の葛藤
              ↓
        ( 不　　食  )  Anorexia Nervosa
        ( 体重減少 )
              
   心身の負担増加↘  ↙性ホルモン投与
              ↓
             19歳
           不 適 応
              ↓
        ( 過　　食  )  Bulimia（Depressive equivalent）
        ( 体重増加 )
              
     抗うつ薬 →
              ↓
             21歳
```

図11　症例のまとめ

高カロリー輸液

　高カロリー輸液は鎖骨下または鎖骨上から中心静脈へカテーテルを挿入し，1日1,000〜2,000kcalを輸液で補給する方法で，本症の拒食症状が強くなり，やせがきわめて高度となり25〜30kg程度の時，救命的手段の切り札として用いられている。しかし栄養補給的意味のみならず，心理的にも大きな変化を起こし，精神的不安定・無力感などの改善とともに社交性・集中力・言語化能力などが増し，心理療法への治療導入が容易になるともいわれている。すなわち神経性食欲不振症に対する経管栄養や高カロリー輸液は飢餓状態に対して体重を増加させるという身心的側面とともに，治療初期に経管栄養や高カロリー輸

液を併用することにより，肥満嫌悪ややせ願望を表面化させ，さらに心理療法への導入をスムーズにする治療法である．極度のやせに対して経管栄養を施行したところ，心理面の変容を促進し，心理療法への導入を行いえた例を示す[124]．

<病例> 25歳，女性　会社員

経過は高校時代からもう少し痩せたいという願望が強かったが，短大2年の夏，友人にスタイルが悪いといわれたことから節食を開始した．それまで46kgで一定していた体重が，約2ヵ月で40kgへ減少し，それまで順調であった生理も不規則となった．短大卒業後も都会へ出たいという希望が強かったが，やせが高度なため，両親の希望で一時郷里へ帰り，家事手伝いをさせられていた．食事はほとんど主食はとらず，肉や油物は好まず，野菜などを好んで食べた．食欲はあるが，すぐに満腹になり食べられなくなってしまったり，食後嘔吐の習慣が続いていた．体重は減少を続け，約1年間で28kgまで減少した．その頃やせがひどいので某病院受診，20日間入院，精査するも内科的には異常がないといわれた．そこで22歳の時，市内のスーパー・マーケットへ就職し，以後当科入院までの3年間体重は28〜30kgと一定していた．その間，家庭の仕事もよくし，仕事も熱心で昼食の休み時間を返上したり，遅くまで残業したりで活動性は高かった．今年2月感冒に罹患し，近医を受診，異常なやせを指摘されたのをきっかけに両親に説得され，不本意ながら当科へ入院となった．

患者は母親の手によって育てられ，小さい頃から手のかからないおとなしい子供であった．小学校時代は成績もよくリーダー格であり，中学の時も水泳が得意で運動ばかりしていた．高校では，自ら志望して商業科に入学し，活発に活動していた．スタイリストを希望していたため，デザイン関連の大学へ進学した．

<診断および経過> 本症例は食行動異常・やせ願望・活動性の亢進・病識の欠如など症候をすべて満たしていることから，5年前に発症した神経性食欲不振症と診断した．入院後1ヵ月は諸検査および体重を指標にしたオペラント条件づけによって治療を開始したが，食事は1日600〜800kcalしか摂取できず，体重は28kgから26kgへ減少した．患者は「やせたいとは思わないが，とに

かく食べられない」と強く訴えた。そこで栄養補給の方法として経鼻腔による経管栄養と経静脈的高カロリー輸液の方法があり，どちらも苦痛は比較的少ないことを説明したところ，約2週間後，経管栄養を試みることに同意した。経管栄養は8フレンチのシリコンチューブを十二指腸下行脚に留置し，1回400kcalを1日3回投与し，投与時間は1回2時間程度で計1200kcalを与え，1500kcal程度の経口摂取も併用した。しかし経管栄養をすてたり，嘔吐したりする行動化が一時起こり，精神的にも不安定となったが，約30日間行い，体重も約8kg増加した。経管栄養により中核症状が治療関係の中で取りあげることができるようになり，治療導入可能となった。

2) 経管栄養の心理的側面

Lucusら[125]は神経性食欲不振症では身体的飢餓のため，精神的不安定・無気力・社会的に孤立したり困惑したりすることを認め，身体から心への影響を述べている。すなわち非経口的栄養により体重を回復されることは，これらの精神症状を改善させるとともに，社交性・集中力・言語化能力が増し，気分の改善や病気への関心が進み，自己への洞察や人間関係の問題を話し合っていく，いわゆる心理療法への治療導入を容易にすることができるとしている。これは身体を太らすことにより無気力状態から回復し，自己認知への場がつくられ，さらに体重増加という負荷により患者の歪んだbody imageを表面化させることが，洞察に指向した心理療法への導入を容易にするものと思われる。本症例においても患者自身表面的には治療に同意しながら，実際体重増加が始まると，経管栄養を捨てたり，市販の下剤を服用したりする行動や本症の中核症状と思われる「肥満嫌悪」・「やせ願望」・「body imageの障害」などが表面化している。すなわち本症例でも心の深層に存在していた症状が体重増加をおこす身体的負荷により表面化し，心理療法への導入をスムーズにさせたと考えられた。この観察はMelondyら[126]が行ったIVH時にも現れたことが記載されている。すなわち気分の変革や病気に対する認知の改善は体重が4～5kg増加したときに起こり始め，よく話すようになり，開放的でしばしば反抗的な態度が見られたとしている。さらに種種の治療に抵抗した患者がIVHを受け入れたのは，口でかむというoralなわずらわしさから解放されたため患者が治療を受け入れたのかもしれない。しかし神経性食欲不振症の治療の中で物をかんで食

べるという食行動の習慣化がきわめて重要な治療プロセスの一つであることから，非経口栄養治療中は少量でも経口からの摂食の継続を併用させることが本治療上きわめて重要である。1000kcal程度の経口摂取を本症例では治療プログラムに加えている。

　本症例を通じて，非経口栄養は従来より，主としてやせに対する身体面からの治療として位置づけられていたが，神経性食欲不振症に対する経管栄養は飢餓状態に対して体重を増加させるという心身的側面とともに，治療初期に経管栄養を併用することにより，肥満嫌悪や"やせ願望"を表面化させることにより，心理療法への導入をスムーズにする心身両面へアプローチする要素を有する治療法であることがわかった。

Ⅷ. 心理的アプローチ

1. 信号と象徴の原理

　信号と象徴の原理というのは，東京大学心療内科の故・石川中先生が整理した考え方で，症状をどう考えるかについての原理である[131]。

1）信号とは
　たとえば，食べると吐いてしまう症状が出てくると，まず胃や腸が悪いのではないかと考える。これは胃や腸の病気があることは，食べ物を吐くということであり，身体の内部の異常を身体の外へ伝える役割をしている。そこで食べ物を吐くという症状をもっている患者は，ただちに医師を訪れて，どのように気持ちが悪くなってしまうか，もう少しくわしい信号を医師へ伝える。
　医師はその信号を元に検査をおこなう。たとえば，胃のバリウム検査をおこなって陰影がみつかり，さらに胃カメラを用いて，胃の組織の一部を取ってきて，良性の胃潰瘍であることがわかった場合などはそれにあたる。そして胃潰瘍を治す薬をもらい，症状も治り，胃にある病気も治っていってしまう。この過程が医学の基本戦略である。
　したがってこの場合，食べ物を吐いてしまうという症状は，病気の所在を患者自身と治療者に知らせ，そして治療したときには消失するという客観的な信号としての役割を有しているわけである。

2）象徴とは
　しかし，食べ物を吐くという症状にはもう一つの側面がある。それは象徴的な意味で吐くということである。吐くことは，患者にとっては苦しみでもあり，また快感であるかもしれない。さらに自分が何かいやなことがあるとき，吐きたいような気持になるとすれば，吐くことには生活史的な意味があることにな

る。すなわち，ストレス場面での対処の方法の一つであり，いやなものを吐き出したいという気持が象徴されているかもしれない。さらに，このいやなものを吐き出したいという気持は，お母さんが自分に食事を食べさせてくれていたよちよち歩きのころ，お母さんがお父さんとけんかばかりしているのを見て，口の中に入れられたものを吐き出してびっくりさせて，お母さんとお父さんのけんかを一時やめさせたときのいやな気持ちと似ているかもしれない。その食べ物を吐くということは，その人にとっての個人的な生活史上の象徴的な意味を有していることになる。

3）信号と象徴の統合

今までわれわれ治療者は，病状の信号としての意味ばかりに注目していたし，症状に見合う所見がないと異常なし，または気のせいであると判断していた。しかし，ここで述べたような象徴的な意味を含めて理解しようとすると，意味のないように思えた症状であっても，その背景がみえてくることが多い（図12）。

したがって，症状をみていく場合，症状の信号的な役割のみに注目せず，象徴的意味をも加味して症状を評価することによって，症状の信号と象徴の両方の意味を知ることができ，病気をよく理解することができる。

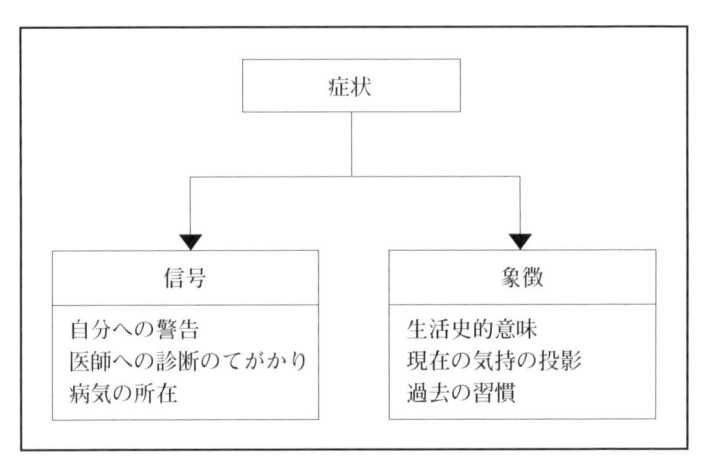

```
                    ┌──────┐
                    │ 症状 │
                    └──┬───┘
              ┌────────┴────────┐
              ▼                 ▼
        ┌─────────┐       ┌─────────┐
        │  信号   │       │  象徴   │
        ├─────────┤       ├─────────┤
        │自分への警告    │生活史的意味   │
        │医師への診断のてがかり│現在の気持の投影│
        │病気の所在      │過去の習慣     │
        └─────────┘       └─────────┘
```

図12　信号と象徴の原理

4）医療モデルと成長モデル

　前に述べた食べ物を吐くことの症状は，ここで例に取ったように良性の胃潰瘍であったと判断すると，薬物として胃潰瘍治療薬をもらい，その薬をいわれたとおりの方法で服用する。すると数週間して潰瘍は瘢痕化し，吐き気などの症状は消失し，病気は治癒するという手順の進行が考えられる。

　これを，ここで医療モデルとよんでおく。ほとんど病院でおこなわれている治療行為は，この医療モデルに従っておこなわれており，受ける側もおこなう側も，この原理に従って治療している。

5）成長モデル

　しかし，食行動の異常を治していくには，これだけでは不十分な場合が多い。つまり，患者自身のもっている生活史的な象徴部分についても扱っていこうというものである。この象徴部分に接近する方法が心理療法といわれるものであり，とくにその診断的要素にあたる作業は，患者の生活史的な部分の過去へのさかのぼりであり，象徴的意味を理解しようとする接近法である。

　たとえば，今吐いていることやたくさん食べてしまうことは，小さいころ，やりたいことが思うようにできないときに，母親にだだをこねてその要求を通そうとしたことに似ているかもしれない。もしそうだとしたら，たくさん食べることを直接コントロールすることを試みるよりも，何でも自分の思いどおりにしようとしていることを改善していくほうが，適切な修正方法かもしれない。そのことによって，自分のなかに余裕が生まれ，自分がもっと楽に生きていけるようになるかもしれない。つまりこのやり方は，症状をなくしてしまおうというアプローチではなく，食べて吐くという症状を媒介として，より前向きな生活ができるようにして，自分の生活の幅を広げることを目的としている。ここでは，このやり方を成長モデルと呼んでおく（表22）。

　このように医療モデルと成長モデルは，お互いに相補的な側面をもっているため，治療は，この両者をとりまぜておこなうことがいちばんよいことになる（図13）。

表22　信号と象徴への対処

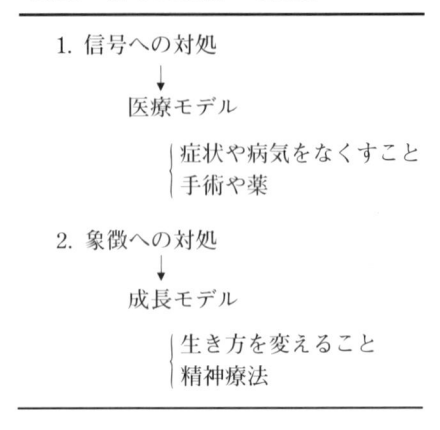

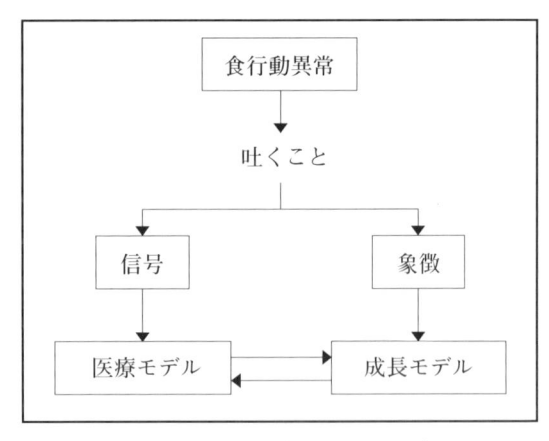

```
1. 信号への対処
     ↓
   医療モデル
        |症状や病気をなくすこと
        |手術や薬

2. 象徴への対処
     ↓
   成長モデル
        |生き方を変えること
        |精神療法
```

```
   食行動異常
       ↓
     吐くこと
    ┌────┴────┐
   信号       象徴
    ↓         ↓
 医療モデル ⇄ 成長モデル
```

図13　医療モデルと成長モデル

　ここでもう一度説明しておきたいのは，成長モデルというのは自分の生活史の過去の像をさがす，いわば宝さがしの作業ではなくて，現在から先のことをどう生きていくかという課題を，一歩一歩あゆみながら進んでいく治療のことである。

　食行動異常の治療の場合，症状コントロールも，成長モデルで考えていくことが必要である。

2. 一見治りにくそうな患者

　摂食障害の治療は難航するものが多くみられるが，入院の治療構造の中で治療していても，一見重症にみえても，思いのほか良好な展開が得られるものも経験してきた。そこで，東邦大学で治療したケースのうち比較的良好な経過をとった例を紹介する[132]。

　＜症例＞初診時20歳，女性。
　19歳の時から過食が出現し，次第に増悪した。ついには毎日1日中過食するようになり，電話や家の呼び鈴にも出られない状態が約3カ月続いたため，東邦大学を初診し，入院した。入院直後から過食は消失した。面接より生育歴上のさまざまな外傷体験，喪失体験が明らかとなり，本人自身も気持ちを整理したい希望が強かったため，週2回50分の精神療法を開始すると同時に，母親面接も行い，退院後は週1回継続した。入院中は過食は消失したが，退院後再び再開し，第1回退院の1年後，過食増悪により通院困難となり，第2回目の入院となった。治療者患者関係の進展につれ，治療開始後2年を過ぎる頃から，ようやく隠されていた自己嘔吐や体型へのこだわりが語られるようになった。さらに強迫性への気づきと減少とともに，過食期・不食期の短縮と，程度の緩和がみられ，治療開始4年半後には結婚し，社会適応も改善している。
　患者は，著しい過食のため，日常生活・社会適応が阻害されながら，入院開始と同時に食行動異常が消失してしまい，入院中に食行動異常そのものに対して認知的および行動療法的にアプローチすることが不可能であった。外来治療でも，体型へのこだわりや自己嘔吐については非常に長い間，すなわち，治療者に本当に安心感がもてるまでは報告することができなかった。しかしながら，構造化した精神療法を用いながら母親との面接を行った4年半の治療経過で，徐々に認知，食行動異常，および社会適応が改善していった症例である。本患者の予後を良好とした要因は，治療構造を破壊する激しい行動化や操作性がなく，病態水準が神経症レベルであったこと，母親は放任・無関心でありながら，過去に母子間で強い連帯感をもてた時期があり，患者が母親に対して基本的には信頼感を有していたことが良好な経過に関係していたと考えられる。

一見なおりにくそうな患者であっても親子関係や治療関係の中に安定性が存在している場合，良好な経過を示すことが多いことがわかる。

<症例> 初診時26歳，女性

高校卒業時体重は36kg程度であったが，大学入学後は食べる量が減少し，18歳より無月経となった。体重が20kg台になり，他院内科に入院し高カロリー輸液などの治療を受けたが，敗血症で一時危篤状態となった。その際に最低体重22kgとなった。一時30kg台を保つようになったが，不食・過食を繰り返し，情緒不安定で，大量服薬などをすることもあった。26歳時，母親の勧めで東邦大学を受診した。

初診時BMI 12.1（体重28kg）で標準体重比−44％，るいそう著しく，老人様の顔貌で硬い表情が印象的であった。初診時入院加療を勧めるも，「受診は親が勧めたことだから」と拒否したため，本人の動機づけが高まるのを待つこととし，外来通院を約束した。しかし，3回目の来院時には脱水，意識レベルの低下状態で緊急入院となった。入院中より過食傾向となり体重34kgにて退院。過干渉になるかと思うと突き放してしまう母親の不安を支えつつ，母親の不安に基づく入院希望，カウンセリング希望を容易に受け入れず，本人の成長を支える精神療法的アプローチを行っていったところ，不食・過食・大量服薬などを繰り返しながらも次第に安定し，退院6カ月後には体重44kgとなり，身なりも女性らしくなり，再び社会参加するようになった。

本例は発症から8年を経過し，高年齢でかつdysorexia typeの神経性食欲不振症と考えられ，最低体重22kgにまで及ぶ極端な減量，衝動コントロールの不良などから，当初強く難治性が予測された。しかし，半年の治療後，週数回の過食は残しながらも食行動異常は改善し，体重も44kg程度となった。また，7年ぶりにスカートをはき，身なりが見違えるように女性らしくなり，表情も豊かとなり，社会適応も改善している。いまだ半年の治療経過のため，今後の経過観察は重要であるが，現在のところ，当初の予想に反した良好な経過を得た症例といえる。

本症例の治療において特に主治医が配慮したことは，心配のあまり患者の意志を無視して，自分本位に患者にとって重要なことを決めてしまう母親の対応を繰り返さないよう，母親を支えつつ患者自身の「力」を信頼することであっ

た。そして，その治療的アプローチが成功したのは，実際に患者自身に治療者の信頼に応える力があったことと，また母親が不適切なやり方ながらも患者に親として関心を持ち，治療に協力しようという姿勢があったことが大きかったと考えられた。

3. 予後予測の心理的分析

摂食障害の予後を予測することは難しいことであるが，その予後関連要因は，厚生省による全国調査をはじめとし，数多く報告されている。しかし，日常診療の中で経験する症例は，詳細に検討すると，類似してはいるが微妙なニュアンスの違う要因が予後に関係しているという印象を受ける。個々の症例を詳細に観察し，予後に関連する因子を把握することは，治療を考えていく上で有用である。そこで，質問紙法のみでは調査しにくい臨床症候のニュアンスの違いを含む項目と予後との関連を調査した。対象は摂食障害にて入院した患者62例である。

症候と予後との関連をみると，衝動性，操作性のないものはあるものに比してそれぞれ有意に予後が良好であった（$p < 0.01$）。不食，やせ願望では関連は認められなかった。強迫性では予後との関連は認められず，孤立のないものはあるものに比して有意に予後が良好であった（$p < 0.05$）。母親との関係では，本人が母親との関係を良いと思っているもので有意に予後が良好であり（$p < 0.01$），また治療者からみた母親との関係では，母親の拒否のないものがあるものに比して有意に予後が良好であった（$p < 0.05$）。母親と患者との共生関係，母親の過干渉の有無では予後との関連は認められなかった。父親との関係では予後との関連は認められなかった。治療への動機づけの良いものは悪いものに比して有意に予後が良好であった（$p < 0.01$）。病識の有無では予後との関連は認められなかった。

以上より摂食障害入院患者の症候と予後との関連は，衝動性，操作性，孤立，母親との関係，治療への動機づけなどの項目で関連が認められた。とくに治療関係の樹立に関係する要素が存在すれば，予後不良徴候を有していても適切な治療的関わりによって，十分良好な予後が期待されることがわかる。

得られた結果のうち，衝動性，操作性のないもので予後が良好という結果は，

とくに入院治療の場において衝動性，操作性が治療構造を破壊しやすいことと関係があることが考えられる。親との関係においては，治療者からみた母親と患者の共生関係，母親の過干渉で有意さが認められず，患者に対して母親の拒否がないもの，および患者が母親との関係を良いものと感じているもので予後が良好という結果であった。これは，予後に影響する母親との関係は過干渉であるとか共生関係があるということよりも，母親の患者に対する拒否がなく，患者が母親を良いものとして感じている，すなわち基本的な信頼感があり，治療を家族とともに進めていくことが可能であることの重要性を支持する。また，病識の有無よりも治療への動機づけが予後に関係するという結果は，病識の乏しいものの多い摂食障害の治療において，治療者の働きかけの重要性を裏づけるものといえる。

　すなわち，摂食障害患者の予後不良因子であると報告されてきた症候を持つ患者を一概に予後不良であると予測することは適当でなく，そのような症例でも，患者を詳細に見て治療への手がかりとなる要素，特に治療関係の樹立に関係する要素が存在すれば，適切な治療的関わりによって，十分良好な予後が期待されるといえる。

4. ソーシャルサポートの重要性

＜症例＞初診時20歳（大学2年生），現在24歳（会社員）の女性。
　神経性過食症。両親・姉・患者の4人家族。姉は機転のきく社交的な性格で，体型は細身。それに比して患者はぽっちゃりした体型で，内向的な性格。患者は，自分が男性と交際した経験がないことや太めの体型などに劣等感をもっていた。大学に入学してすぐ，同級生がスリムな人ばかりでショックを受け，ダイエットを試みたが，リバウンドから過食に転じてしまった。大学2年生の時に当科を初診し，4年後の現在も通院を続けている。初診後まもなくは，家族内葛藤や自分に自信がもてないストレスを自分一人で処理しようとしてもできず，その歪みを過食で紛らわせていた。治療者に支えられながら，次第に自分の感情を表現することができるようになり，またストレスを一人でため込まないで周りの人に相談することもできるようになっていった。23歳で就職し経済的に自立してからは社会人としての自信を育むようになり，治療者の支えを

臨床症例を通して

本症例は，当初はソーシャルサポートが不足しており，ストレスを処理することができなくて過食で紛らわせていた。それが，治療者に支えられながら徐々に他者とのコミュニケーション技術が上達し，自信を育むようになっていった。その結果，周りへ相談をもちかけたり愚痴を聞いてもらうことが上手になり，最終的にソーシャルサポートが豊富な状態となった。渡辺[133]は，「適切に他者へ相談できるようになること」が精神的成長として評価できることを指摘している。本症例も，治療者と意思疎通を図る作業を通じて，社会の中における意思疎通も円滑となっていき，それに伴って「周囲に支えてもらっている」という自己満足感も育まれていった。これこそわれわれの治療効果と考えられる。

つまり，ソーシャルサポート不足の患者に対して，治療者が支えになるところから治療が始まる。その後治療が進行するにつれて，患者自身がソーシャルサポートネットワークを拡大できるようになっていくという現象が推測された。

以上より，治療に導入され治療者との意思疎通が可能になることを通じて，社会の中でも円滑な対人関係を構築しソーシャルサポートネットワークをつくることができるようになる。心理療法的アプローチの治療効果とはこのようなものである[133]。

5. 家族への接近

神経性食欲不振症を治療する場合，家族のはたす役割はきわめて重要であり，従来私共の行ってきた治療も患者本人へ治療の力点をおきすぎていた点反省させられる。入院中はともかくも，退院後は患者は大部分家族と接しており，家族を含んだ患者への働きかけはきわめて重要である。患者および家族は特別な場合を除いて，家族内には問題解決能力が内在していると考えられその解決力を引き出すアプローチを行うことになる。

この家族を含んだ本人の治療は患者自身の問題解決への援助を行うと同時に家族自体の成熟過程を促進させる作用をも有する。このように患者の病理が一

時的な家族状況に対する一種の適応障害と判断しうるケースでは家族自体が有する治癒力を促進する治療法も有効である（表23）。

しかし神経性食欲不振症患者の多くに認められるより重篤な患者とその病理をさらに強める機能を有している家族メンバーへのアプローチには戦略的な家族療法が必要であり，家族の有する解決能力の促進だけでは成功しないことは言うまでもない。

ここでは神経性食欲不振症の家族への接近を患者のみならず家族全体をふくめた一つの集合体が成長モデルでとらえ，治療しうるケースも存在する。

摂食障害患者家族へのアプローチに関する検討

摂食障害に対しては患者自身の病態への気付きや行動変容を促す治療が重要である。しかし患者個人を対象として治療を進めていく中で家族の理解や協力は不可欠である。一方，家族間の調整も必要になる症例も経験する[134]。

<症例> 22歳，女性。主訴は過食嘔吐。

家でのみ症状出現。封建的でアルコール依存傾向のある父親に反発を感じ，中学時代からほとんど口をきいておらず，用件は母親を通して行っていた。家族合同面接を施行し，今までほとんど行われていなかった父子間の意見交換の場とし，また本人にとっては父に対して言えなかったことを言う場ともなった。

<症例> 15歳，女性。主訴は体重減少，摂食不良。

3人姉妹の第3子。祖母と同居。子供の養育の実権は母・祖母に委ねられ，父親は無関心で存在感が薄い。家族合同面接では，父親が意見を言う場を作り，また患者との会話の場とした。

表23　家族への接近

（家族が正常水準と判定される場合）
1) 家族メンバーは退院後には治療者の代理であるという認識を持つこと
2) 家族の成熟過程のプロセスとみなす
3) 家族の問題解決能力をひき出すというアプローチ

＜症例＞18歳，女性。主訴はめまい・体重減少。

父母と3人暮らし。母親は社交家で積極的な性格。一方，父親は無口で母親の言うことに逆らわない。兄が別居してから母親の関心が患者に集中し，患者はうるさく思っている。

摂食障害の家族には，普遍的な特徴も含めそれぞれの個性があることがわかる。したがって家族に対する対応においては，全体の治療における家族の役割を明らかにし，個々の家族にあった対応を見い出すことが重要である。

また祖母の死を契機に発症し，母子同席面接が奏効した例もある[135]。

＜症例＞22歳，女性，工員。

祖母の死を契機に体重が減少し始め，4ヵ月後には無月経となり，活動性も亢進していた。9ヵ月後，当院の内科を経て心療内科に入院となった。極度のるいそうを呈し，問題点を隠蔽して治療に抵抗していたが，個人面接の他に母子同席面接を併用し，良好な経過をたどった。

母子同席面接は，患者と医師の治療同盟の樹立と維持にうまく働き，かつ，母子の心的相互作用の治療と患者の心的な環境の調整という目的を果たした。

家族の参加により早期に症状の展開をみる場合もある。

＜症例＞青春期に発症した17歳の摂食障害の女子高校生。

患者は半年間で12.5kgの体重減少と無月経，食行動の異常を認めたが，強い肥満恐怖は認めず，DSM-Ⅲ-Rでは特定不能の摂食障害と診断され，発症の背景は自立や社会適応においての発達心理の障害によるものと考えられた。さらに家庭内には絡み合った関係が見いだされ，患者の発症と家族が密接に関与していることが推測された。そこで家族に治療介入した結果，家庭内力動に変化が起き，早期に症状の展開が得られた。家族を交えた治療が有効であった要因としては，患者の病態が一過性の不適応であり，家族は潜在的に葛藤解決能力を持ち合わせていたことによると考えられた。

患者個人から家族へと多面的な評価により，異なったヒエラルキーごとに問題点を抽出し明確化することが，より適切な治療を選択するに重要であった。

6. 母親の治療参加について

　思春期の摂食障害患者は，心理社会的問題を有していることが多く，その原因は，家族，特に母親に求められがちである。しかし，「悪者探し」のための家族への接近ではなく，また母親を責めない援助を行った3症例を報告する[136]。

＜症例＞18歳，女性。体重42kg，不食にて初診。
　父親はアルコール依存。母親は自己防衛的。退院後，両親は別居。母子家庭となり2カ月後，患者は体重50kgに回復。家族病理には触れずに母親の不安軽減目的の支持的面接を続けていた。
　本例は，慢性的な夫婦葛藤の緊張を和らげるための患者の症状であったと考えられる。母親の支持的面接を続けた結果，母親なりの形で夫婦葛藤の解決を図ったものと考えられた。

＜症例＞16歳，女性。進路決定後，体重減少。
　父は単身赴任。退院後軽快するも，受験前に過食嘔吐，不登校となる。母子併行面接および，家族合同面接を開始。希望校に合格後，患者は自尊心を取り戻し，過食嘔吐の頻度は減り，通学している。この例は，受験前に焦燥感が高まり，家族合同面接を開始。家族で患者をサポートしたことで，受験を乗り切る強さを取り戻せたといえる。問題解決能力を引き出すことを行った。

＜症例＞17歳，男性。過食嘔吐，体重減少。
　支持的面接にて改善なく，家族合同面接開始。両親との接触が増えるにつれ症状改善した。症例では，幼少時より構ってもらえなかった患者と，患者と接近できない母親の問題があったが，父親と患者の関係が強化されることで患者は安定。治療側は3症例の家族に対し，家族病理には触れず，各々の因子を家族全体の葛藤として捉え，責任を感じている母親を加害者として扱わない対応を続けた結果，システムとしての家族に変化が起きたと考えられる。

7. 父親像について

　摂食障害患者の父親については，従来より未熟で弱々しく，男性モデルとして機能しえない父親像が指摘されることが多かったが，患者が治療の中で表した父親像の変化について検討した[137,138]。

＜症例＞15歳の女子中学生。
　中学3年の夏頃より食欲低下と嘔吐が出現し，体重が1カ月間で18kg減少した。約4カ月後より月経不順，気分の落ち込みや意欲の低下，睡眠障害が出現した。近医にて各種検査を受けるも明らかな異常はなく当科を紹介された。1月末頃より過食となり，嘔吐は毎食後1～2回認められ当院へ入院となった。
＜生育歴＞幼少時より祖父母によって養育された。手がかからない子供で，反抗期もなかった。友人は多かった。中学入学後は，面倒見の良い優しい子という評判を得ていた。
＜家族構成＞43歳の会社員の父親，同い年の小学校教員の母親，18歳の大学浪人中の兄，母方の65歳と68歳になる祖父母との6人家族。
＜入院後経過＞診断面接の中で，母親については，『しっかりしているが，押しつけがましい』という印象を述べ，父親については，『優しくて一緒に遊んでくれる友達のような人』と語った。家族面接の場面で父親は，子供に対する具体的な対応の仕方がわからずに，患者の機嫌をとることに終始していた。入院中は週1～2回の治療面接を行い，身体症状やその時困っていることについて取り扱った。外来でしばしば一緒に来院した父親は，『お父さん心配で心配で仕事もできないよ』『最近お前冷たいじゃないか』と述べることが多かった。そのような父親に対し患者は，『何を相談しても頼りがいがなく，いつも心配しておろおろしている』『もっとしっかりして欲しい』『まるで母親が二人いるみたい』などの不満が語られるようになった。治療者は患者の不満を聞きつつ，一方で患者が直面している具体的な問題について一緒に考えてゆくように対応した。退院後6回目の面接で，『父が心配なので病院へついてくるといったが振り切ってきました』『父親にはもう期待しない』『自分で何でも決めていくことにしました』と語られるようになり，それと相前後して過食嘔吐とい

った症状は消失していった。その後約10カ月間の経過では，明らかな症状は認められず，現在も外来通院中である。本症例の治療面接では，当初は身体症状を取り上げていたが，その間は明らかな症状の改善は認められなかった。患者の述べた父親像は始め肯定的なものであったが，次第に父親の頼りなさに対する不満を述べるようになり，面接の中でその不満を取り扱っているうちに，時期を等しくして症状の消失が認められた。

<症例> 24歳の女性，会社員。
　大学2年生頃より食事が不規則となり，週に2，3回夜間に過食と嘔吐が出現した。就職後は一人で不安になると過食嘔吐がしばしば出現し，当科を紹介され入院となった。
<生育歴> 小さいときからおとなしい子で，自分から行動を起こしたり，自分の意志や希望を伝えるのは苦手であった。大学2年の頃より一人暮らしを始めたが，同じ頃に両親が離婚した。就職は，今まで父親の意見に強く影響されてきたため，現在の会社に自分の意志で決定した。就職2年目に妹のことで父親から暴力を振るわれ，それ以来父親に対する恐怖心が強くなった。当科初診時は2番目の妹と二人暮らしであった。
<家族構成> 52歳の鉄工所経営の父親，46歳の母親と2人の妹の5人家族。
<入院後経過> 診断面接では，『いつもいい子でなくてはいけない』『誰かに腹を立てることは一番良くないことだ』という過剰適応的な対人関係と，『自分には家族がないので受け入れてもらえない』という孤独感が語られた。母親はよく怒る自分勝手な人と述べた。父親のことは完全無欠で近寄り難い反面とても頼りにしていたが，離婚した頃より父親の嫌な面が見えるようになった。入院後約1カ月は無症状で経過したが，その後再び過食嘔吐の症状が出現した。入院中は週3回の治療面接を継続したが，家族や職場での人間関係が話題となることが多く，治療者は支持的に接しながら中立的な立場からの解釈を述べた。約2カ月後に退院となり，外来での面接治療の中で，『暴力を振るったことについては，きちんと父に謝って欲しい』『父も私と同じように寂しい人だと思う』と語るようになった，過食嘔吐はまだ残存しているが，周囲の人間関係のなかで以前ほど過剰適応することは少なくなり，次第に自分の要求や意見を示すことができるようになった，以後4カ月の経過の中で，症状は出現・消失を

繰り返しながら外来通院中である。この症例の治療面接では当初から家族の問題を扱うことが多かったが，当初述べていた父親に対しての絶対感・恐怖感が和らぎ，父親の弱い部分を見ることができるようになった。それとほぼ同時期に対人関係での適応の改善が認められた。

他の症例の父親像の概略

　他の3症例を含めた5例の父親の概略は次の通りである[139]。年齢は40歳から53歳（平均48.6歳）で，職業は会社員3名，会社経営1名，自営業1名であった。患者本人に対する診断面接の中で語られた父親像は，優しく友達のような父親が3名，厳しく近寄りがたい父親が1名，物事に無関心で影の薄い父親が1名であった。患者との関わりについては患者の要求を過度に受容するか，短期で手が早く対話が苦手か，または傍観的，回避的態度に終始することが多かった。われわれの提示した症例の中で，症例1の患者は当初『優しくて友達のような』父親像を持っていたが，治療過程の中で『父親の頼りなさ』に対する不満を述べ『逞しくしっかりした』父親への願望を述べるようになった。また症例2では，患者の持っていた『絶対的で怖い』父親像が，『人間的に弱い部分もある』父親像へと変化した。

　以上の結果からまず第一に摂食障害患者から見た父親像を大きく以下の二つのタイプに大別することができると思われた。
　①勤勉，実直で優しいが，家庭内では権威に乏しく，男性モデルとしての強さや存在感を欠く型。
　②頑固で厳しく，家庭内で身勝手，暴君的な行動をとる専制的な型。
　いずれの型も患者との関わり方は直接の対話を避ける傾向が認められた。さらに，提示した症例にも見られたように治療過程の中で患者から見た父親像に変化が起き，それまでは認識されなかった父親の一面を知ることのできた例では，症状や対人適応の改善が認められた。このことについて牛島らは，前思春期に受けた母子関係の中での傷つきを治療関係の中で癒されると，患者は自らの体験を通じて創造された理想的な父親像を作ると述べている。そして父親像が出現し，父親への接近欲を見せるようになると治療が急展開し，同世代関係の復活と本来の思春期の発達が可能になってくることを指摘している。この思春期心性を今回の摂食障害患者にあてはめてみると，母子関係の傷つきが癒され父親像を形成する過程において，現実の父親に患者の願望や理想を投影でき

ないような場合治療の展開を妨げてしまう可能性が考えられた。

したがって従来の母子関係に重点を置いた治療に加えて，面接の中で治療者に投影された父親像を扱うことによって，母子関係がある程度修復されたあとの新たな治療の展開をもたらすことのできる可能性が示唆された。

8. 心療内科での集団自律訓練法

東邦大学心療内科における集団自律訓練法は筒井・加藤[140]らによって約10年前に設置され，以来心療内科で続けられている。

心療内科の社会的ニードは高く，毎日多くの患者が来院し，時間的・空間的制約の観点から，集団による治療法の開発は必須といえる。その中で，グループ自律訓練法はプライマリ・ケアでの治療技法として最も広く用いることができる治療手技である。心療内科領域で6年間，集団自律訓練法を指導した経験をふまえて，自律訓練法の集団による治療効果を統計的観察から推測し，さらに有効性の低かったケースを通じて，集団自律訓練法の適応と問題点を検討した[141]。

自律訓練法の心身症などに対する臨床としては，学会発表などを見ても一対一で指導する場合が多いが，松岡・佐々木[142]は治療者の時間経済的負担を軽くするためや，基本段階での指導は共通していることなどを掲げ，集団治療することが可能であると述べている。当科でもストレス緩和のため自己制御の必要な患者が多数存在することなどから集団による自律訓練法を行っている。

心病内科では周辺疾患であるうつ病，摂食障害など重篤な心身症，種々の人格障害，身体化障害などと思われる患者も多く来院しているが，自律訓練法以外の心理療法や薬物療法などによって治療され，集団自律訓練法には導入していない。これは筒井らは治療経験をもとに依存的傾向が強かったり，性格の歪みの強いもの，治療意欲の乏しいものや治療者に怒りを向けるものは集団自律訓練法には奏効しにくいことを経験的にのべている。

＜症例＞ 18歳，女性

以前から友人に肥満を指摘されたことが気になっていたが，16歳の時，肥満気味の母親が高血圧症の治療のため，医者より減食を指導され，食事療法を

しているのを見て，自分も一緒にダイエットを始めた。ダイエットにより2ヵ月で50kgあった体重が40kgまで減少した。そのため生理も止まり，胃部不快感や便秘も強くなった。さらに精神的にも不安定になり，すぐに怒ったり泣いたりするようになり，近医の紹介で当科受診入院となった。家庭は母親中心である。母親は何かにつけて患者を下の妹と比較するので，患者は母親を嫌い，母子関係・同胞関係はあまりよくない。

＜現症＞身長162cm，体重37kg（－33％），皮膚生毛の密生を認め，血圧98／78mmHg，脈拍46／分整と低血圧，徐脈を呈したが，その他特記すべきことはなかった。

神経性食欲不振症として入院加療することとなったが，当初より入院治療へは拒否的であり，食事摂取も不規則で，過食と不食を繰り返しにより，体重は1週間で5～6kgの増減を繰り返した。入院中にも感情の起伏が激しく自傷行為も認められた。退院後約1週間の外来通院中も食行動は不規則であり，半年間で39kg～55kgへ増加した。体重増加とともに焦燥感や不安感が強くなってきた時，雑誌で自律訓練法の存在を知り，自ら指導を希望したためグループ自律訓練法のクラスに入り訓練を開始した。開始後，比較的短期間に重感・温感を体得したと訴え，自律訓練法の習得はスムーズに思われた。しかし訓練記録に優しい母親の思い出などを多く書き始め，集団練習中に涙ぐむこともしばしばであった。自律訓練法を続け数ヵ月すると離人的な訴えが多くなり，被害的な内容の訴えも増加し，家族との接触もさらに悪くなり，当科での治療が困難な状態となり，精神科医による薬物の治療介入を受け，当科での治療を中断し，同時に自律訓練法も中止した。

このケースはグループ自律訓練法の治療期間中に精神病様反応が顕在化し，内科病棟での治療管理が困難となったケースである。本症は自律訓練法への導入を患者側からの希望を取り入れ，治療を開始しているが，性格障害には奏功しにくい。とくに境界性人格障害を有しているケースに自律訓練法を行うと，自律性の解放が強くおこり，自我境界が不明瞭となり現実検討能力の低下をきたしうる。精神病様反応が顕在化し，一時的にせよ自我の混乱状態を起こしやすい。本例においても，個別の自律訓練法であればコントロールも可能であったかもしれないが集団自律訓練法での管理は難しく，集団自律訓練法には不適当な症例と考えられる。すなわち境界水準の神経症や心身症に集団自律訓練法

を行うと自我境界が弱体化するため自己コントロールが難しくなるため，集団自律訓練法の導入を控えたほうがよいと考えている．

　この経験から私は自律訓練法に限らず集団での治療には非常に慎重な立場をとっている．治療者が千手観音のような注意力と能力を有していれば問題ないが，小生にはその能力はないからだ．患者相互に影響を与えあうことは当時予測され，その数は人数がふえるにしたがい相互関係は級数的に増加してしまい，それをコントロールするがおいつかないためでもある．

おわりに

　本書は東邦大学に心療内科を設立した筒井末春先生の退任に際しての集大成的刊行物の一つであり，私自身の道半ばでの摂食障害の治療経験のまとめでもあります。

　私が医者になったばかりの頃東邦大学には年に数例の入院患者さんと数例の回復期にある外来に通院している患者さんの診療に携わっていただけで，多くの治療困難な病態の1つとしての認識にすぎませんでした。

　恥ずかしい話ですが，入局数年目まで拒食症における過食という現象や神経性過食症という病気も理解していませんでした。

　私が本格的に摂食障害と取り組みはじめたのは筒井先生が，昭和56年から厚生省特定疾患の研究班に加わり，さらに厚生省特定疾患の研究班の班長に指名された昭和60年からです。その年から5年間事務連絡担当責任者として，研究班の下ざさえをしてきました。そのおかげで摂食障害への理解が私なりに少しずつ進み，ついには私の中の臨床活動の大きな部分を占めるまでになってきました。そして現在も平成11年度から現在まで厚生省精神・神経疾患研究委託員をいただいて調査研究を続けています。

　本書は私の臨床活動を通じ厚生省特定疾患神経性食思不振症調査研究班での研究業績および，東邦大学大森病院心療内科において教室の先生，研修医とともに治療にあたった経験をまとめたものです。20年余り治療と研究の両面から病気とかかわっていた割には20年間の自らの疾病理解と進歩は十分とはいえませんが，体験的部分についてはお伝えすべきことが少しではありますが蓄積できました。

　現在は摂食障害治療の身体的限界性や非専門医での治療の可能性について模索しています。本書は山登りの途中にちょっと今まで登ってきた山道を振り返ったようなもので，摂食障害の治療到達点である頂上ははるか遠くかすんで未だよくみえませんが，摂食障害にとりつかれてしまった人々が一日でも早く回復できるよう今後も努力を続けていくつもりです。

　私どもの臨床での経験や治療にあたる先生方，また病める患者さんの周囲にいる人たちの一助となれば喜びです。本書は十分な治療を提供することができ

ない未熟な私たちの治療を辛抱強く受け続けてくれた患者さんたちと共につくり上げていった成果だと思っています。

　最後に本書の執筆の機会を与えて下さった筒井末春先生に深謝し，出版を御援助下さった新興医学出版の服部秀夫さんにお礼を申し上げます。さらに共に治療にたずさわってくれた心療内科の教室員の先生方と私の研究生活をささえてくれた家族の賜物であると感謝しています。ありがとうございました。

　　　　　　　　　　　　　　　　　　　　　　　　　　著者しるす

文　献

1) Drossman, D. A.: The eating disorders, IN : Cecil Textbook of Medicine, (ed. By Wyngaarden, J. B. & Smith, L. H.), 18th ed., Sanders, Philadelphia　1988, pp. 1215-1219

2) Herzog, D. B. & Copehand, P. M.: Eating disorders, N. Engl. J. Med. 313 : 295-302, 1985

3) American Psychiatric Association : Diagnostic and statistical manyal of mental disorders 3rd-revised, Washington, D. C. APA (1987), pp. 65-70

4) 稲葉　裕ほか：神経性食思不振症の全国調査による患者数推定捕捉，厚生省特定疾患神経性食欲不振症調査研究班，昭和62年度研究報告書，p. 31-33, 1988.

5) 中野弘一ほか：食行動異常を示す大学生および患者の実態．ストレス科学 1995 : 9 (4) : 33-36

6) American Psychiatric Association : Diagnostic and Statistical Manyual of Mental Disorders, 4th edition, APA, Washington DC, 1994（高橋三郎ほか（訳）：DSM-IV 精神疾患の分類と診断の手引，医学書院，1995）

7) Bolles, R. C.: Historical note on the term appetite, Appetite 1 : 306　1980

8) Garner, D. M. et al.: Cultural expectations of thinress in women, Psychol. Rep. 47 : 483, 1980

9) 高木洲一郎：過食症．懸田克躬ら編，現代精神医学大系，年刊版'90, 179-204, 1990

10) Herzog, D. B.: Bulimia the secretive syndrome. Psychosomatis 23 : 481, 1982

11) 中野弘一：神経性食欲不振症と「健康食品」．保健の科学 33 : 250-254, 1991

12) Oomura, Y.: Input-output organization in the hypothalamus relating to food intake beharior, In : Handobook of the Hypothalamus Vol. 2. (ed. By Morgane, P. L. et al.), Marcel Dekker, New York　1980, pp. 557-620

13) 粟生修司：病態生理からみた神経性食思不振症の病因，神経性食思不振症その病態と治療（末松弘行ほか編）医学書院，東京　1985, pp. 30-40

14) 大村　裕：病因分科会のまとめ，厚生省特定疾患神経性食思不振症調査研究班　昭和62年度研究報告書　pp. 107-110, 1988

15) 末松弘行，藤田利治，稲葉　裕：神経性食思不振症の第2次全国調査（第一報），厚生省特定疾患神経性食思不振症調査研究班昭和61年度研究報告書　1987, pp. 41-47
16) 末松弘行，稲葉　裕，藤田利治：神経性食思不振症の第2次全国調査—疫学的データの最終報告，厚生省特定疾患神経性食思不振症調査研究班　昭和62年度研究報告書（1988），pp. 19-25
17) 野上芳美：不食と過食の精神病理．精神療法 7：5-11, 1981
18) Bolles, R. C.：Historical note on the term appetite, Appetite 1：306, 1980
19) Garner, D. M., Garfinkel, P. E., Schwartz, D. et al.：Cultural expectations of thinness in women, Psychol. Rep. 47：483-491　1980
20) Fairburn, C. G.：Bulimia, its epidemiology and management, In：Eating and its Disorders（ed. By Stunkard, A. J. & Stellar, E.），Raven Press, New York（1984），pp.235-256
21) 野間興二，原　均：Pseude-Bartter症候群におけるanorexia nervosaの関与について，厚生省特定疾患中枢性摂食異常調査研究班昭和56年度研究報告書（1982），pp. 149-153
22) 中野弘一，中島弘子，坪井康次，筒井末春：食行動異常を示す大学生および患者の実態．ストレス科学 9（4）：33-36, 1995
23) Abraham, S. F. Mira, W., Llewellyn-Jones, D.：Bulimia；A study of outcome. Int J Eat Disord 2：175, 1983
24) Brotman, A. W., Herzog, D. B. & Hamburg, P.：Long-term course in 14 bulimic patients treated with psychotherapy. J Clin Psychiatry 49：157, 1988
25) 筒井末春ほか：摂食障害患者の心療内科外来受診の動向について　厚生省特定疾患神経性食思不振症調査研究班　平成5年度研究報告書, 1995；36-39
26) 中野弘一：神経性食欲不振症への治療的対応の実際（1）初期対応　日医雑誌 116：1101-1104, 1996
27) K. Nakano：Practical aspects of the initial management of anorexia nervosa. Asia Med J 40：551-556, 1997
28) 松本侑子：巨食症の明けない夜明け，集英社，1988
29) 筒井末春ほか：神経性食思不振症治療指針案，厚生省特定疾患・神経性食思不振症調査研究班・昭和61年度研究報告書　p. 336-357, 1987

30) 中野弘一：本人への指導　筒井末春編メンタルヘルスシリーズ食行動異常，同朋舎出版，1989，p. 207-227
31) Dally, P., Gomez, j., Isaccs, al.：Anorexia Nervosa, Heinemann, London (1979)（渡辺昌祐，横山茂生監訳：思春期やせ症，医歯薬出版，東京 (1984)）
32) King. A.：Primary and secondary anorexia nervosa syndromes. Br. J. Psychiat. 109：470-479，1963
33) Bruch. H.：Anorexia nervosa and its differential diagnosis, J. Nerv. Ment. Dis. 141：555-566，1965
34) Feighner, J. P., et al.：Diagnostic criteria for use in psychiatric research, Arch. Gen. Psychiat. 26：57-63，1972
35) Diagnostic and Statistical Manual of Mental Disorders (Third edition)：American Psychiatric Association, Washington, DC (1980)
36) 末松弘行：昭和56年度第1回班会議報告，厚生省特定疾患・中枢性摂食異常調査研究班　昭和56年度研究報告書，(1983)，p1-2
37) 野上芳美：摂食障害に関する最近の動向，臨床精神医学13：1175-1182，1984
38) 中野弘一：神経性食欲不振症の診断，第23回日本医学会総会会誌3：316，1991
39) 中島弘子，中野弘一，坪井康次，筒井末春：思春期に多い摂食障害の診断における体重の評価，思春期学13：335-337，1995
40) 筒井末春，中野弘一，坪井康次：神経性食欲不振症の治療に関する研究—薬物療法における問題点—：厚生省特定疾患・中枢性摂食異常調査研究班　昭和56年度研究報告書，p170-180，1982
41) 松崎淳人，中島弘子，中野弘一ほか：学童期神経性食欲不振症の1例，東京プライマリ・ケア研究会誌5：65-67，1993
42) 中島弘子，中野弘一：摂食障害と肥満，心身医療6：173-177，1994
43) McCann UD, Rossiter EM, King RJ et al：Non purging bulimia：a distinct subtype of bulimia nervosa. Int J Eating Dis 7：679-687，1991
44) Mitchell JE, Pyle RL, Eckert ED et al：Bulimia nervosa in overweight individuals. J Nerv Ment Disease 178：324-327，1990
45) Zwaan MD, Mitchell JE：Binge eating in the obese. Ann Med 24：303-308，1992

46) Fairburn CG, Welch SL, Hay PJ：The classification of recurrent overeating：The "Binge eating disorder" proposal. Int J Eating Dis 13：155-159，1993
47) 高田裕志，桂宗孝，中野弘一，筒井末春：肥満より摂食障害を呈した1例—体重に関する考察—．心身医療1：727-731，1989
48) 中井義勝ほか：各年齢別に検討した女性の身長・体重と食行動・体イメージ・月経異常に関する疫学調査について，厚生省特定疾患・中枢性摂食異常調査研究班　昭和57年度研究報告書，(1984)，p69-74
49) Garfinkel, P. E. and Garner, D. M.：Anorexia Nervosa, Brunner/Mazel, New York（1982）
49) 貴田嘉一：小児科診療，55（増刊号）：614-619，1992
50) 楠　智一：肥満症—小児科の立場から—．心身医療4（4）：503-509，1992
51) 楠　智一，葉賀　弘：慢性疾患に対する心身医学的配慮—肥満児．小児科MOOK 30：204-210，1983
52) 松丘　弘：肥満児の心理面，小児科MOOK，24：153-164，1982
53) 冨田和己，大堀彰子：神経性食欲不振症—小児科の立場から，心身医療，4（4）：470-475，1992
54) 楠　智一：主な心身症—肥満，小児内科，23臨時増刊：286-290，1991
55) 花木啓一，大関武彦：肥満児と栄養，小児内科，22（4）：551-557，1990
56) 馬場謙一：神経性食思不振症患者の示す精神症状，神経性食思不振症—その病態と治療，医学書院，p.69-83，1985
57) 山崎公子，中野弘一，筒井末春：吐血を繰り返す神経性食思不振症の1例．心身医31：683，1991
58) 原田一道：急性胃粘膜病変の成因，胃と腸24：637-644，1989
59) Mitchell JE, Seim HC, Colom E, et al：Medical complicantions and medical management of Bulimia. Ann Intern Med 107：71-77，1987
60) Hall RC, Hoffman RS, Beresford TP, et al：Physicall illness encountered in patients with eating disorders. psychosomatics 30：174-191，1989
61) Cueller RE, Kaye WH, Hsu LKG, et al：Upper gastrointestinal tract dysfunction in bulimia. digestive diseases and sciences 33：1549-1553，1988
62) 袖本武男，坪井康次，芝山幸久，波多野美佳，羽仁真奈美，端詰勝敬，土屋洋子，中野弘一，筒井末春：食道破裂および後腹膜気腫を合併した神経性食思不

振症の1例,心身医 40：175-176, 2000

62) 筒井末春,他：意識障害を呈し来院した神経性食思不振症の一難治例,厚生省特定疾患・神経性食思不振症調査研究班,昭和63年度研究報告書,287-290, 1989

63) Ferguson JM：Bulimia ; a potentially fatal syndrome. Psychosomatics 26：252-253, 1985

64) Mitchell JE, Laine DC：Monitored binge-eating behavior in patients with bulimia. Int J Eating Disord 4：177-183, 1985"

65) 筒井末春,高田裕志,中野弘一,大谷純,鈴木智,芝山幸久：腎不全を呈した神経性食欲不振症の1例,厚生省特定疾患神経性食欲不振症調査研究班　平成2年度研究報告書, 170-173, 1991

66) 末松弘行,久保木富房,他：神経性食欲不振症の臨床像に関する集計的研究.心身医 20：235, 1980

67) Russell G.：Bulimia nervosa：an ominous variant of anorexia nervosa. Psychol Med 9：429, 1979

68) Mitchell JE, et al：Medical complication and medical management of bulimia. Ann Intern Med 107：71-77, 1987

69) Anderson L, Shaw JM, McCharger L：Physiological effects of bulimia nervosa on the gastrointestinal tract. Can J Gastroenterol 11：451-459, 1997

70) Cuellar RE, Kaye WH, George Hsu LK, et al：Upper gastrointestinal tract dysfunction in Bulimia. Dig Dis Sci 33：1549-1553, 1988

71) Cuellar RE, Van Thiel DH：Gastrointestinal consequences of the eating disorders：Anorexia nervosa and bulimia. Am J Gastroenterol 81：1113-1124, 1986

72) 芝山幸久,滝井英治,加藤明子,松村純子,島田涼子,坪井康次,中野弘一,筒井末春：臨床経過中に重症の逆流性食道炎を合併した神経性食欲不振症の1例.心身医 39：547-551, 1999

73) Alexander K, Stefan W, Siegfried M, et al：Upper gastrointestinal endoscopy findings in patients with long-standing bulimia nervosa. Gastrointestinal endoscopy 35：516-518, 1989

74) Dubois A, Gross HA, Ebert MH, et al：Altered gastric emptying and secretion in primary anorexia nervosa. Gastroenterology 77：319-323, 1979

75) Holts S, Ford MJ, Frant S, et al：Abnormal gastricemptying in primary anorexia nervosa. Br J Psychiatry 139：550-552, 1981
76) Stacher G, Kiss A, Wiesnagrotzki S, et al：Oesophageal and gastric motility disorders in patients categorised as having primary anorexia nervosa. Gut 27：1120-1126, 1986
77) 筒井末春, 山崎公子, 中野弘一, 薄木薫：クッシング病に併発した神経性大食症の1例. 厚生省特定疾患神経性食欲不振症調査研究班 平成3年度研究報告書, 166-169, 1992
78) Hofferberg R：Primary Hypothyroidism. Werner's the thyroid（Ingbar SH, Braverman LE, ed）, Lippincott Company, Philadelphia,1986, 1255-1265
79) 佐久間一穂, ほか：原発性甲状腺機能低下症に摂食障害を合併した一症例. 心身医療8：1294-1298, 1996
79) Tiller J, Macrac A, Schmidt U, et al：The prevalence of eating disorders in thyroid disease：A pilot study. J Psychosom Res 38：609-616, 1994
80) Kuboki T, Suematu H, Ogata E, et al：Two cases of anorexia nervosa associated with Grave's Disease. Endocrinol Jpn 34：9-12, 1987
81) Mallya RK, Isaccs AJ, Bayliss R：Hashimoto's thyroiditis presenting as T3 toxicosis. Br Med J 2：1535, 1978
82) Fonscca V, Wakeling A, Havard CWH：Hyperthyroidism and eating disorders. Br Med J 301：322-323, 1990
83) 竹越至, 高田裕志, 中野弘一, 筒井末春, 御任明利, 小名木敦雄, 寺尾栄夫：右前頭部脳腫瘍を合併した過食症の1例. 心身医 31：255, 1991
84) Garfinkel, P. E. and Garner, D. M.：Anorexia Nervosa Brunner/Mazel, New York, 1982
85) Hamilton, L. H., et al：Sociocultural influences on eating disorders in professional famale ballet dancers, Int. J. Eating Dis. 4：456-477, 1985
86) 山崎公子, 芝山幸久, 中野弘一, 筒井末春：ボクシングの減量を契機に発症した男子神経性食思不振症の1例. 心身医療 2：904-907, 1990
86) Pasman, L. and Thompson, J. K.：Body image and eating disturbance in obligatory runners, obligatory weightlifters, and sedentary individuals, Int. J. Eat. Dis. 7：759-769, 1988

87) Katz, J. L.：Long-distance running, anorexia nervosa, and bulimia：A Report of two cases, Comprehensive Psychiatry 27：74-88, 1986
88) Yates, A., et al：Running - an analogue of anorexia? N. Engl. J. Med. 308：251-255, 1983
89) Taipale, U.：Anorexia nervosa in boys, Psychosomatics 18：236, 1977
90) Crisp, A. H. and Toms, D. A.：Primary anorexia nervosa or weight phobia in the male：Report on 13 Cases, Br. Med. J. 1：334-338, 1972
91) Sreenivasan, U.：Anorexia nervosa in boys. Can. Psychiatr. Assoc. J., 33：159-162, 1978
92) 末松弘行, ほか：Anorexia nervosa の第1次全国調査　中枢性摂食異常調査研究班昭和56年度研究報告書, p. 11-24, 1982
93) Bruch, H.：Anorexia nervosa in male. Psychosom. Med., 33：31-47, 1971
94) 中野弘一, 久津見律子, 筒井末春：男子の神経性食欲不振症の1例, 総合臨床 32：2439-2440, 1983
95) 薄木薫, 村林信行, 坪井康次, 中野弘一, 筒井末春：産褥期に摂食障害とうつ状態を呈した例, 心身医療4：1403-1406, 1992
96) 東淑江ほか：結婚, 出産後数年経過後発症した神経性食思不振症4症例　厚生省特定疾患神経性食欲不振症調査研究班　昭和63年度研究報告書, p. 322-326
97) 野添新一ほか：出産後発症した神経性食思不振症3例の治療と問題について　厚生省特定疾患神経性食欲不振症調査研究班　昭和60年度研究報告書, p. 259-267
98) 中野弘一：治療の設定と仕方. 臨床医. 7：302, 1982
99) 中野弘一, 筒井末春：神経性食思不振症の薬物療法. 心身医 26：111-117, 1986
100) 中野弘一：神経性食欲不振症. 診断と治療. 80（Suppl.）：694-695, 1992
101) 山上　榮, 切池信夫, 永田利彦：摂食障害の薬物療法. 精神医学 36：59-63, 1994
102) Pope, H. G., Jr., Hudson, J. J., Jonas, J. M. et al.：Bulimia trated with imipramine：A Placebo controlled double blind study. Am. J. Psychiatry. 140：554-558, 1983
103) Agras, W. S., Doran, B. & Kirkley, B. G.：Imipramine in the treatment of

bulimia : a double blind controlled study. Int. J. Eatng Disord. 6 : 29-38, 1987
104) Agras, W. S., Rossiter, E. M., Arnow, B. et al. : Pharmacologic and cognitive-behavioral treatment for bulimia nervosa : A controlled comparison. Am. J. Psychiatry. 149 : 82-87, 1992
105) Walsh, B. T. : Psychopharmacologic treatment of bulimia nervosa. J. Clin. Psychiatry. 52 : 1034 S-1038 S, 1991
106) Marcus, M. D., Wing, R. R., Ewing, L. et al. : A double-blind placebo-controlled trial fluoxetine plus behavior modificaeaters. Am J. Psychiaty.147 : 876-881, 1990
107) Nakano K, Tsutsui S : Pharmacotherapy of eating disorders. Shinshin-Igaku 24 : 267, 1984
108) 中野弘一：心身症と脳波. 医学と薬学 12 : 1683, 1984
109) 筒井末春, 中野弘一：摂食障害の脳波. 厚生省特定疾患・中枢性摂食異常調査研究班・昭和58年度研究報告書：70, 1984
110) Crisp AH, Fenton GW, Scotton L : A controlled study of the EEG in anorexia nervosa. Br J Psychiatry 114 : 1149, 1968
110) 野沢胤美, 鵜沢立枝, 紫芝良昌・他：Anorexia nervosa の脳波. 臨床脳波. 25 : 742, 1983
111) Wermuth BM, David KL, Hollester LE, et al : Phenytoin treatment of the binge-eating syndrome. Am J Psychiatry 164 : 1249, 1977
112) Green RS, Raw JH : Treatment of compulsive eating disturbance with anti-convulsants medication. Am J Psychiatry 134 : 1249, 1977
113) Kaplan AS, Garfinkel PE, Darby PL : Carbamazepine in the treatment of bulimia. Am J Psychiatry 140 : 1225, 1983
114) 中野弘一, 森下尚幸, 芝山幸久・他：摂食障害への初期対応と薬物による治療. 心身医 37 : 42-48, 1997
116) Cantwell, D. P. et al. : Anorexia Nervosa. Arch. Gen. Psychiatry 37 : 695, 1980
117) Winokur, A, : Primary affective disorder in relatives of patients with anorexia nervosa. Am. J. Psychiatry 137 : 695, 1980
118) Halmi, K. A. : Catecholamine metabolism in anorexia nervosa. Arch. Gen. Psychiatry 35 : 458, 1978

119) Gerner, R. H. et al.：Abnormalities of dexamethasone suppression test and urinary MHPG in anorexia nervosa. Am. J. Psychiatry 138：650，1981
120) Hudson, J. I. Et al,：Bulimia related to affective disorder by family history and response to the dexamethasone suppression test. Am. J. Psychiatry 139：685，1982
121) Cosper, R. C.：Bulimia. Arch. Gen. Psychiatry 37：1030，1980
122) 筒井末春・他：神経性食欲不振症の治療に関する研究—薬物療法における問題点，厚生省特定疾患中枢性摂食異常調査研究班，昭和56年度研究報告書：70，1982
123) 中野弘一，筒井末春：神経性食欲不振症の治療．Modern Medicine 11（10）：56，1982
124) 中野弘一，筒井末春：精神療法の導入に経管栄養を用いた神経性食欲不振症の一症例．東邦医会誌．30：830，1984
125) Lucus, A. R., Duncan, J. W., Piens, V.：The treatment of anorexia nervosa. Am. J. Psychiatry 133：1034-1083，1796
126) Malondy, M. J., Farrell, M. K.：The treatment of severe weight loss in anorexia nervosa with hyperalimentation and psychotheerapy. Am. J. Psychiatry 137：310-314，1980
127) 末松弘行，他：神経性食思不振症の転帰調査　厚生省特定疾患・神経性食思不振症調査研究班・昭和60年度報告書，p. 21-24，1985
128) Dally P：Anorexia Nervosa. Grune and Seratton. New York，1969
129) Theander S：Anonexia Nervosa - A psyciatric investigation of 44 temale cases - Acta Psychiat. Scand.〔Suppl〕214：1-194，1970
130) Garfinkel P E and Garner D M：Prognosis. In Anonexia Nervosa, Burner, New York, p. 327-352，1982
131) 石川中，末松弘之：信号と象徴からみた心身相関．心身医．25：481，1985
132) 中島弘子，中野弘一，坪井康次，筒井末春：摂食障害患者の症候と経緯との関連．心身医学 34：147-152，1994
133) 加藤朋子，芝山幸久，坪井康次，中野弘一：大学時代のメンタルヘルスやその後に及ぼす影響．心身医学 40：221-228，2000
134) 羽仁真奈美，久松由華，森下尚美，村林信行，坪井康次，中野弘一，筒井末

春：摂食障害家族へのアプローチに関する検討．心身医 35（抄）：80，1995
135) 五十嵐美加，平陽一，佐々好子，坪井康次，中野弘一，筒井末春：祖母の死を契機に発症し，母子同席面接が奏効した神経性食欲不振症の1例．心身医 33：711-712，1993
136) 羽仁真奈美，土屋洋子，中野弘子，緒形芳久，三木淳，芝山幸久，坪井康次，中野弘一，筒井末春：摂食障害治療における母親援助の効用．心身医 39（抄）：45，1999
137) 森下尚幸，坪井康次，中野弘一，筒井末春：摂食障害患者の家族研究―摂食障害患者の父親像について―．心身医 35（抄）：86，1995
138) 森下尚幸，村林信行，坪井康次，中野弘一，筒井末春：治療過程において父親像の変化した摂食障害の1例．心身医 35：527，1995
139) 筒井末春，森下尚幸，羽仁真奈美，久松由華，秋山陽子，坪井康次，中野弘一：摂食障害患者の家族研究―摂食障害患者の父親像について―．厚生省特定疾患中枢性摂食異常症調査班．平成6年度東邦大学：62-64，1995
140) 筒井末春：自律訓練，Medicina，12：309-311，1975
141) 中野弘一：ATのグループ療法　適応と問題点―心療内科医の立場から．自律訓練研究 6：1-6，1985
142) 松岡洋一，佐々木雄二：集団自律訓練法に関する研究．自律訓練研究 4：65-72，1982
143) 野上芳美，門馬康二，鎌田康次郎：女子学生層における異常食行動の調査．精神医 29：155-165，1987
144) 切池信夫，永田利彦，田中美苑ほか：青年期女性における Bulimia の実態調査．精神医 30：61-67，1988
145) 中野弘一，中島弘子．坪井康次，筒井末春：食行動異常を示す大学生および患者の実態．ストレス科学 9（4）：33-36，1995
146) Garner, DM, Garfinkel PE：The eating attitudes test. Psychol Med 9：273-279，1979
147) Pyle, R. et al.：The incidence of bulimia in freshman college students. Int J Eat Disord 2：75-80，1983
148) Mann, A. H. et al.：Screening for abnomal eating attitudes and psychiatric morbidity in an unselected population of 15-year-old schoolgirls. Psychol Med 13：

573-580, 1983
149) Johnson-Sabine, E. et al.: Abnormal eatingattitudes in London schoolgirls a prospective epidemiological study : factors associated with abnormal response on screening questionnaires. Psychol Med 18 : 615-622, 1988
150) Mumford, D. B. et al.: Sociocultural correlates of eating disorders among Asian schoolgirls in Bradford. Br J Psychiatry 158 : 222-228, 1991
151) 中野弘一, 坪井康次, 篠田知璋：大学生の生活習慣（ライフスタイル）ならびに食行動に関する調査．第30回全国大学保健管理研究集会報告書：296-298, 1993

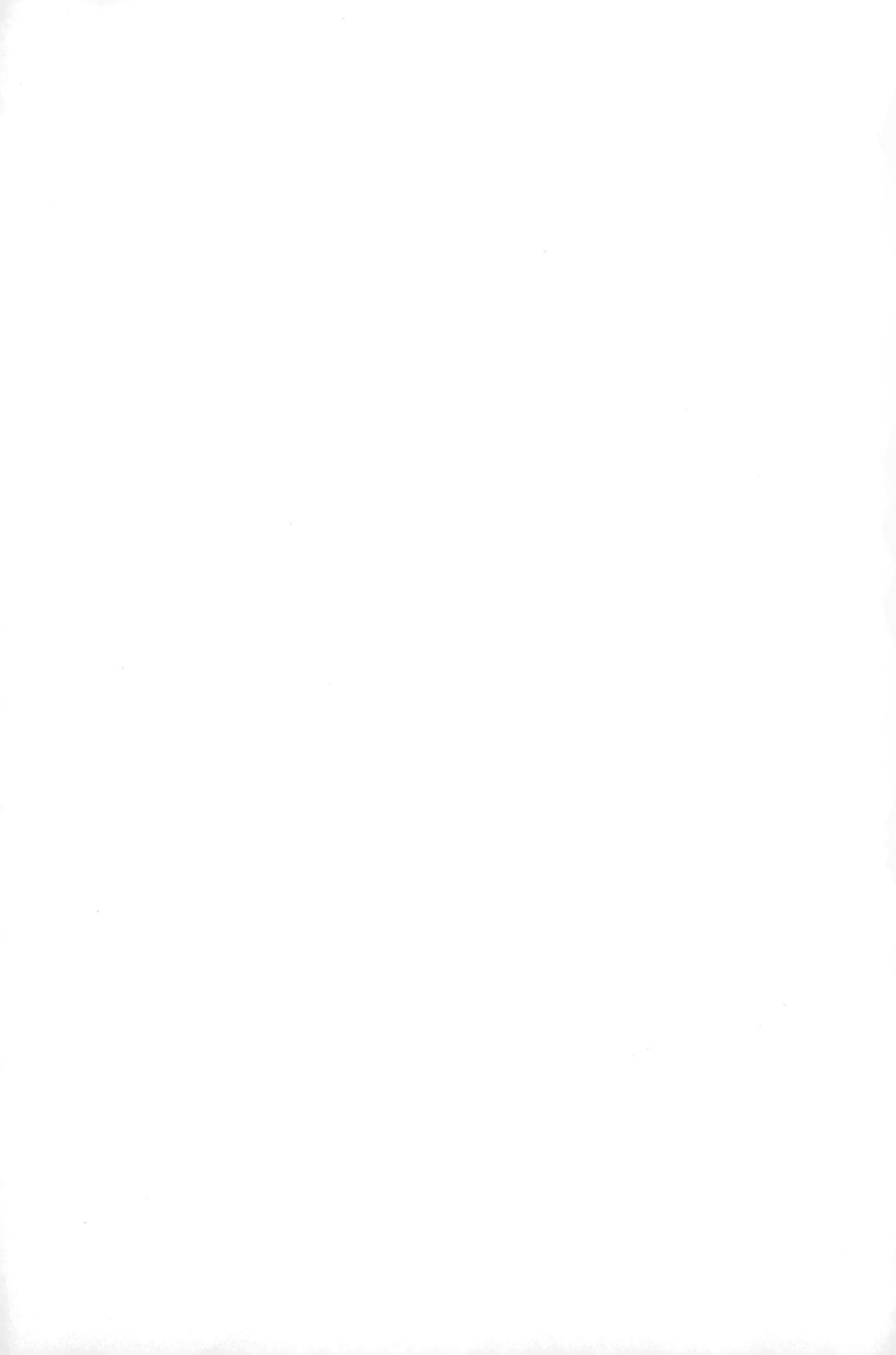

索 引

〔A〕

Anorexia Nervosa　*3*
Atypital Eating Disorder　*12*

〔B〕

ボクシング　*68*
Binge Eating　*38*
Binge-Eating Disorder　*4,38*
Bulimia Nervosa　*3*

〔D〕

ダイエット　*4*
男性の症例　*70*
DSM-Ⅳ　*3*

〔E〕

栄養補給　*86*
EAT-26　*16*
Eating Disorder Not Otherwise Specified　*3*

〔F〕

腹内側核　*7*
不食　*10*

〔G〕

逆流性食道炎　*57,58*
原発性甲状腺機能低下症　*63*
後腹膜気腫　*50*

〔H〕

排出型　*1*
肥満　*39*

〔I〕

胃破裂　*52*
医療モデル　*93*
石川　中　*91*

〔J〕

受療状況　*14*
受診動機　*14*
縦隔気腫　*50*

〔K〕

加賀乙彦　*68*
過食　*10,50*
家族　*99,100*
急性胃拡張　*50*
強迫神経症　*33*
巨食症の明けない夜明け　*21*
クッシング病　*60*

経管栄養　*86,89*
健康食品　*4*
甲状腺機能低下症　*63*
高カロリー輸液　*87*
高齢発症　*36*
抗てんかん薬　*78*
抗うつ薬　*77*

〔M〕

満腹中枢　*7*
未熟な性格　*34*
毛細管出血　*58*

〔N〕

難治例　*30*
妊娠　*72,74*
脳波異常　*79*
脳腫瘍　*60*

〔O〕

嘔吐　*10*

〔P〕

Pseudo-Bartter syndrome　*11*

〔S〕

産褥期　*74*
診断基準　*2*
信号　*91*
信号と象徴の原理　*91*
心因性多飲症　*33*
心気症状　*35*
神経性過食症　*46*

神経性食欲不振症　*1*
心理的側面　*89*
視床下部外側野　*7*
身体的合併症　*46*
集団自律訓練法　*106*
出産　*74*
食道破裂　*50*
初期対応　*19*
食行動異常　*84*
食事　*5*
象徴　*91*
消化管出血　*48*
小児肥満　*37,42*
スケーターワルツ　*68*
スポーツ選手　*68*
成長モデル　*93*
セルフコントロール　*20*
摂食中枢　*7*
ソーシャルサポート　*98*
早期母子関係　*1*
secretive syndrome　*6*
SSRI　*80*
sulpiride　*76*

〔T〕

体重基準　*27*
代謝性アルカローシス　*56*
父親像　*103*
低K性腎症　*55*
適応障害　*12,34*
転帰　*13*
特定不能の摂食障害　*3*
吐血　*47*

〔U〕

うつ　*83*

〔Y〕

薬物療法　*76*
予後予測　*97*

〔Z〕

腎不全　*53*
自律訓練法　*106*

著者紹介

中野　弘一（なかの　こういち）

東邦大学医学部教授、医学博士。

1954 年、横浜市に生まれる。

1982 年東邦大学医学部大学院修了。同大学助手、講師、助教授を経て、1997 年より現職。

専門は、心身医学（摂食障害、臨床脳波、心理療法など）。

主な著書に、筒井末春先生との共著で『心身症入門』（女子栄養大学出版部），『自律神経失調症』（永井書店），『心身医学入門』（南山堂），中高齢者の心とメンタルヘルス（人間総合科学大学）ほか。

Ⓒ 2001　　　　　　　　　　　　　　　　第 1 版発行　2001 年 7 月 10 日

摂食障害の心身医療

定価（本体 2,600 円+税）

検印省略	監　修　　筒　井　末　春 著　者　　中　野　弘　一 発行者　　　　服　部　秀　夫 発行所　　株式会社 新興医学出版社 〒113-0033　東京都文京区本郷 6 丁目 26 番 8 号 電話　03（3816）2853　　FAX　03（3816）2895

印刷　株式会社 藤美社　　　ISBN4-88002-439-2　　　　郵便振替　00120-8-191625

・本書および CD-ROM (Drill) 版の複製権・翻訳権・上映権・譲渡権・公衆送信権
（送信可能化権を含む）は株式会社新興医学出版社が所有します。
・ JCLS 〈㈱日本著作出版権管理システム委託出版物〉
本書の無断複写は著作権法上での例外を除き禁じられています。複写される場合は，その都度事前に㈱日本著作出版権管理システム（電話 03 - 3817 - 5670，FAX 03 - 3815 - 8199）の許諾を得てください。

東邦大学名誉教授　筒井　末春　監修シリーズ

がん患者の心身医療

筒井末春(東邦大学名誉教授)／監修
筒井末春(東邦大学名誉教授)・小池眞規子(国立がんセンター東病院臨床心理士)・波多野美佳(東邦大学医学部心療内科)／共著
A5判　148頁　定価(本体3,500円＋税)　　　　　　　　　　　　　　　ISBN4-88002-417-1
　　近年はわが国においてもサイコオンコロジーという考え方がとり入れられ、徐々にがん患者の心身医療の重要性が認識されつつある。がん患者の心理・社会的側面にも目を向け全人的医療に関するコンセプトと実際に心身医療を行った事例ならびに臨床心理の立場から死後の家族への援助も含めた事例も紹介した。

消化器疾患と心身医療

筒井末春(東邦大学名誉教授)／監修
芝山幸久(芝山内科副院長・東邦大学非常勤講師)／著
A5判　156頁　図19　表27　定価(本体3,500円＋税)　　　　　　　　　ISBN4-88002-418-X
　　本書は3章から成り立っている。1章は消化器科医などの内科医に必要な心身医学の基本的知識やトピックスを中心に論文をまとめてある。2章は消化器心身医学の臨床的課題について論じたものを集めた。批判を頂いた論文もあるが、今後も多くの意見を頂ければ幸いである。3章は症例検討で具体的な事例を呈示することで心身医学的な診かたの参考にしていただければと思う。

登校拒否と心身医療

筒井末春(東邦大学名誉教授)／監修
武居正郎(武蔵野赤十字病院小児科部長)／編集
武居正郎(武蔵野赤十字病院小児科部長)・松本辰美(東海大学精神科)・杉浦ひろみ(公立小学校教諭)・今泉岳雄(武蔵野赤十字病院心の相談室)／共著
A5判　136頁　図表23　定価(本体2,900円＋税)　　　　　　　　　　　ISBN4-88002-421-X
　　平成11年8月13日付の朝日新聞は「不登校最多の128,000人」と報じている。これは文部省の学校基本調査についての発表の報道である。調査としては30日以上欠席した子どもを不登校で数えているが、これは中学生では約50人に1人の割合に相当し、40人1クラスからすると、ほぼ各クラスに1人居る計算となる。この本は、不登校を小児科医の立場から、小児精神科医の立場から、教師の立場から、臨床心理士の立場から、と具体的症例を含めて書いた。

老年期の心身医学

筒井末春(東邦大学名誉教授)／監修
大下　敦(府中恵仁会病院部長)／著
A5判　126頁　図17　表30　定価(本体2,900円＋税)　　　　　　　　　ISBN4-88002-432-5
　　高齢化社会が進み、医療機関に受診する老年期患者の数も増え続けている。加うるに現代社会はこれら高齢者に対し優しくなく、社会的にも経済的にもストレス過剰である。ほとんどの高齢者がさまざまな喪失体験を有しており、性格的要因と複合して精神的不安定状態をきたしている。老年期のヘルスケアやターミナル期の患者への心身医学的アプローチ、またQOLに配慮した医療・福祉の実践が重要であることは論をまたない。

アルコール医療入門

白倉克之(国立アルコール症センター久里浜病院院長)・丸山勝也(国立アルコール症センター久里浜病院副院長)／編集
B5判　131頁　図28　表48　定価(本体3,300円＋税)　　　　　　　　　ISBN4-88002-283-7
　　さまざまな発症リスクの多い依存症予備軍たるプレアルコホリックスに対する水際での予防活動が今日の緊急課題とも言える状況を勘案すると、国民的な啓蒙活動の必要性は言うまでもないが、とりわけ医療関係者の適切な理解を推進していくことが当面の急務となっており、関係者の方々に少しでも理解を深めていただくことを目的に本書は出版された。
　　医師、看護婦、保健婦、精神保健福祉士など必読の書。

株式会社　新興医学出版社
〒113-0033　東京都文京区本郷6-26-8

TEL.03-3816-2853　FAX.03-3816-2895
http://www3.vc-net.ne.jp/~shinkoh
e-mail : shinkoh@vc-net.ne.jp